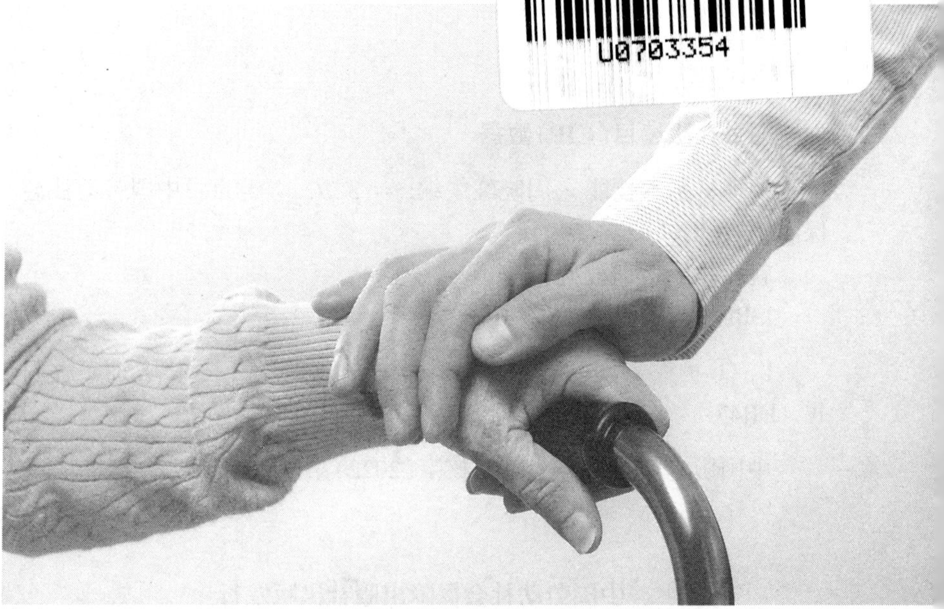

（第3版）

护理员基本技能

就业技能培训教材 ｜ 人力资源社会保障部职业培训规划教材
人力资源社会保障部教材办公室评审通过

主编　周晓红

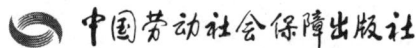

图书在版编目(CIP)数据

护理员基本技能／周晓红主编． -- 3版． -- 北京：中国劳动社会保障出版社，2022
　就业技能培训教材
　ISBN 978-7-5167-5360-6

Ⅰ．①护… Ⅱ．①周… Ⅲ．①护理学-技术培训-教材 Ⅳ．①R47

中国版本图书馆CIP数据核字(2022)第133344号

中国劳动社会保障出版社出版发行

(北京市惠新东街1号　邮政编码：100029)

*

北京市科星印刷有限责任公司印刷装订　　新华书店经销

880毫米×1230毫米　32开本　5.625印张　115千字
2022年9月第3版　2022年9月第1次印刷
定价：16.00元

读者服务部电话：(010) 64929211/84209101/64921644
营销中心电话：(010) 64962347
出版社网址：http://www.class.com.cn

版权专有　　侵权必究

如有印装差错，请与本社联系调换：(010) 81211666
我社将与版权执法机关配合，大力打击盗印、销售和使用盗版图书活动，敬请广大读者协助举报，经查实将给予举报者奖励。
举报电话：(010) 64954652

前　言

《国务院关于推行终身职业技能培训制度的意见》（国发〔2018〕11号）提出，围绕就业创业重点群体，广泛开展就业技能培训。为促进就业技能培训规范化发展，提升培训的针对性和有效性，人力资源社会保障部教材办公室对原职业技能短期培训教材进行了优化升级，组织评审了就业技能培训系列教材。本套教材以相应职业（工种）的国家职业技能标准和岗位要求为依据，力求体现以下特点：

全。教材覆盖各类就业技能培训，涉及职业素质类，农业技能类，生产、运输业技能类，服务业技能类，其他技能类五大类。

精。教材中只讲述必要的知识和技能，强调实用和够用，将最有效的就业技能传授给受训者。

易。内容通俗，图文并茂，引入二维码技术提供增值服务，易于学习。

本套教材适合于各类就业技能培训。欢迎各单位和读者对教材中存在的不足之处提出宝贵意见和建议。

内 容 简 介

本书开篇通过讲解岗位认知，帮助学员建立对护理员这一岗位的基本认知，树立正确的职业道德观，培养护理意识，在此基础上，对护理员的礼仪规范、工作环境、出入院照护等内容进行介绍，重点阐述对病人日常生活照护、技术照护、体位转换与转运照护、常见慢性病照护、心理照护与人际沟通等工作技能。

本书从护理员岗位工作要求出发，针对就业培训学员特点，进一步精简理论，突出技能操作，强化技能的实用性。全书语言通俗易懂、图文并茂，学员通过本书的学习，能够达到护理员岗位的工作要求，实现上岗就业。

本书由周晓红主编，胡晓娟、杨慧兰、俞志文、徐元智、裴华利、苏叶、娄燕参与编写。

由于编写时间仓促，编者理论水平和实践经验有限，不足之处在所难免，恳请广大同行、读者批评指正。

目 录

第 1 单元　岗位认知 ··· 1

　模块一　护理员职业道德和工作职责 ······················ 1
　模块二　护理员礼仪规范 ······································ 4

第 2 单元　生活照护 ··· 9

　模块一　病区环境整理 ··· 9
　模块二　饮食照护 ·· 13
　模块三　排泄照护 ·· 23
　模块四　睡眠照护 ·· 29
　模块五　清洁照护 ·· 33
　模块六　出入院照护 ··· 57

第 3 单元　技术照护 ··· 59

　模块一　预防院内感染技术 ································· 59
　模块二　冷热疗照护 ··· 66
　模块三　测量生命体征 ······································· 74
　模块四　用药照护 ·· 83

模块五　应急救护 …………………………………… 86

第4单元　体位转换与转运照护 …………………………… 101

　　模块一　体位转换 …………………………………… 101
　　模块二　转运照护 …………………………………… 106

第5单元　常见慢性病照护 ………………………………… 115

　　模块一　患慢性支气管炎病人的照护 ……………… 115
　　模块二　患脑血管病病人的照护 …………………… 118
　　模块三　患冠心病病人的照护 ……………………… 126
　　模块四　高血压病人的照护 ………………………… 132
　　模块五　患糖尿病病人的照护 ……………………… 137
　　模块六　肿瘤病人的照护 …………………………… 142

第6单元　心理照护与人际沟通 …………………………… 147

　　模块一　病人常见心理特征 ………………………… 147
　　模块二　与病人沟通 ………………………………… 155
　　模块三　与医护人员沟通 …………………………… 162

附录　护理员工作满意度调查表 …………………………… 165

培训大纲建议 ………………………………………………… 167

第 1 单元 岗位认知

护理员是在医院、养老机构、临终关怀机构、社区卫生服务中心、家庭等场所提供基本的护理技术服务，帮助服务对象保持、恢复和促进健康，维持生命，减轻痛苦，预防疾病，提高生活质量的人员。护理员应遵守相关的职业道德，履行相应的岗位职责。本教材主要介绍医院护理员的相关知识和技能，其他场所护理员参照执行。

模块一　护理员职业道德和工作职责

要从事护理员岗位工作，应具有初中以上文化程度，身心健康、品行端正，具备基本的人际沟通与合作能力，且接受过专业培训并通过相应考核。

一、护理员职业道德

职业道德是从事一定职业的人员在职业活动中应该遵守的，依靠社会舆论、传统习惯和内心信念来维持的行为规范的总和。职业道德可以调节从业人员与服务对象之间、从业人员之间、从业人员与职业之间的关系，是每个从业人员的职业活动应满足的行为要求，也是该职业对社会所承担的道德责任和义务。

护理员应遵守的职业道德称为护理道德，是每个护理员都必须遵守的行为规范。"以人为本""以病人为中心"是护理员正确职业价值观、道德标准的核心体现，具体规范如下。

1. 正确认识护理员岗位价值，包括被认可、被需求、有理想，努力做到更好，有能力帮助他人等。

2. 以纯洁、诚挚的情怀爱护生命，处理职业关系，评价职业行为中的善恶是非。心理健康、积极向上，具有同情心和责任感。

3. 在履行道德义务的过程中，自觉克服困难，有排除障碍的毅力和能力，有学习和创新的精神，能够不断探索和接受新事物。

4. 诚实、善良、尊重他人，发自内心地履行救死扶伤义务，践行人道主义的真诚信念和道德责任感。

5. 有良好的职业行为和习惯，勤劳肯干，作风踏实，能够使用安慰用语、礼貌用语等与病人及其家属良好沟通。

二、护理员工作职责

1. 服从护士长的领导，在护士的指导下负责病人生活护理和部分简单的基础护理工作，坚守工作岗位。

2. 协助生活不能自理的病人洗漱、进食、活动，为病人递送大小便器，满足病人的生活需要，确保病人安全。

3. 按照医嘱，在护士指导下收集、送检标本（大小便，痰液等）。

4. 保持病房环境清洁卫生，保持病床单元干净舒适。

5. 保持病人皮肤清洁卫生，定时协助重症病人翻身，变换体位，预防压疮发生。

6. 做好为新入院病人剪指甲、沐浴、更换衣服等基础护理工作，准备好床单位，发放生活用品。

7. 在护士指导下做好传染病病人的隔离工作，对病人的衣物做好标记。

8. 病人有不舒适主诉时，应及时与医护人员联系，不得延误，防止发生意外。

9. 随时向护士汇报病人情况、工作完成情况及工作中遇到的困难。

> **小提示**
>
> 护理员在工作过程中应注意防范一些因药物、身份识别、感染控制、病人活动、医疗仪器故障等问题引起的护理风险，具体应做好以下工作。
>
> 1. 严格遵守职业道德，自觉抵制违反职业规定和要求的行为，不能因为病人病情危重、护理难度大、工作烦琐等而对病人冷漠、粗暴或报复性照护等。
>
> 2. 要严格执行语言规范，不随便解释病情，不打探病人隐私，不在工作场所闲聊。遇到沟通困难的病人或家属时，要请求护士长、主管医生、科室主任或其他医护人员的帮助。不参与争吵，并尽力去减少、消除误会和争执。
>
> 3. 细心观察，主动发现问题，及时请示报告，不明确的事不去做，减少盲目和粗心大意。

模块二　护理员礼仪规范

礼仪是在人际交往中约定俗成的行为规范与准则，礼貌、礼节、仪表等是礼仪的具体表现形式。护理员的礼仪是护理员在进行护理服务过程中形成的、公认的和应自觉遵守的行为习惯，既是护理员修养素质的外在表现，又是护理员职业道德的具体表现。

良好的礼仪素养对提高护理质量起着举足轻重的作用。护理员的言谈举止会对病人的身心健康产生很大的影响，护理员端庄的仪表、得体的举止、和蔼可亲的态度、恰当的言谈等良好的礼仪行为有时可以起到医药所不能起到的作用。

一、护理员着装礼仪

1. 护理员工作时应着工作装，保持衣帽整洁、穿戴舒适、便于操作。衣帽要经常清洗、晾晒；工作时要穿袜子，并穿软底、平跟或坡跟鞋，不可穿高跟鞋和易发出响声的硬底鞋。

2. 短发者工作时以头发在颈部之上为宜，长发者工作时应将头发梳成发辫，并将其盘在头上，也可用工作帽或发网遮盖头发。

3. 护理员应经常修剪指甲，不留长指甲，不染彩色指甲。

4. 护理员工作时可以化淡妆，但不可浓妆艳抹或佩戴过长的首饰，尤其不能佩戴戒指。

二、护理员举止礼仪

护理员应站有站相,坐有坐相,面对病人及其家属或来访者时,要使用好肢体语言,如微笑、鞠躬、握手、招手、右行礼让、起立回答问题等。

1. 护理员的举止要求(见表 1-1)

表 1-1　　　　　　　　　护理员的举止要求

举止姿态	要求	图例
站姿	站立时,头正颈直,双眼平视,嘴角微微上翘;两肩外展,双臂自然下垂;挺胸收腹,收臀并膝;两脚呈"V"字形或"丁"字形;两手交叉于下腹或中腹部,双手相握	
坐姿	就座时,上身正直,双目柔和平视,下颌微收;双肩平正放松,微微挺胸收腹;一般只坐椅面的前1/2~2/3。女性两脚并拢无空隙,两脚不宜前伸,双手交叉相握于腹前,或左右重叠放置于一侧的大腿上;男性可两脚分开,宽于肩,双手可分置于两腿上	
走姿	行走时,上身正直,抬头,目视前方,面带微笑,下颌微收;挺胸收腹,立腰;身体重心落于前脚掌上,脚尖向正前方伸出;双脚尽量踩在一条线上,步幅适度,步速均匀,步履轻盈,富有节奏,行进无声	

续表

举止姿态	要求	图例
蹲姿	（1）下蹲：两脚前后分开约半步，前脚全脚掌着地，后脚脚尖着地，腰背挺直微向前倾，重心落于两脚中间。着裙装的护理员下蹲过程中应用一手手背抚平衣裙，并顺势放在两腿中间压紧裙摆 （2）拾物：走近物体，一脚后退半步屈膝下蹲，一手扶住衣裙下摆，低头，另一手拾物	

2. 护理员姿态训练

（1）站姿的训练要领。两脚站稳，身体正直，掌握好重心平衡；挺胸收腹，立腰提臀，吸气使重心上升；面带笑容，平视前方，头部略向后靠；脊椎后挺，背成一线，努力使身体舒展。

（2）坐姿的训练要领。上身正直，抬头挺胸，保持直立的状态；双膝并拢，不可分腿；勿靠椅背，不可坐满，避免身体松懈。

（3）走姿的训练要领。肩膀尽量放松，避免过于僵硬；双臂摆动时以大臂带动小臂，摆动幅度一致，速度均匀；步伐平稳轻快有力；脚踩直线，步幅适中，忌内、外八字脚。

（4）蹲姿的训练要领。一脚前，另一脚后，身体重心放平稳；

上身挺，下身蹲，臀部向下单腿撑；腿靠紧，不能分，前脚脚掌全着地。

> **小提示**
>
> 护理员可以通过直立训练、照镜和顶书训练等方法练习站姿，练习时配上轻松愉快的音乐可以调整心情，提高训练兴趣。站立时不要歪脖、扭腰、屈腿、上下抓挠、左右摇摆等。
>
> 护理员不可随便坐在病人的床铺上，也不可斜倚在病人床头被子上。坐下时不要大大咧咧跷着二郎腿或抖腿。
>
> 工作中遇到紧急情况，可以小步快走，但要保持镇定，不要大步快跑，避免制造紧张气氛。行走时不要低头含胸、左摇右晃、脚掌拖地。
>
> 在公共场所下蹲时有三大禁忌：面对别人蹲下，会使别人感到不便；背对别人，对别人不够尊重；两脚平行叉开，在别人面前不文雅。

三、护理员服务礼仪

护理员服务礼仪是文明服务的体现；文明服务是表达尊重的最好方式。让病人及其家属感受到护理员的同情和关爱，护理员就易于赢得他们的尊重，有助于护理服务工作顺利开展。

1. 主动热情

护理员遇见病人及其家属时，应主动上前打招呼，用"您好！""您需要我帮助吗？"等话语表示尊重，必要时可以行15°鞠躬礼。

2. 文明礼貌

护理员应面带微笑、眼神真诚、肢体语言优雅大方，用礼貌用语与病人交谈，如"您好""请""对不起""没关系""请原谅""再见"等，不讲粗话，不大声喧哗，不发脾气，不骂人。

3. 耐心周到

护理员应想病人所想、急病人所急，耐心地为病人及其家属做好服务，细心观察病人的身心状态，及时周到地为病人解决问题。工作中不怕脏、不怕累、不嫌弃病人，让病人及其家属体会到护理员的爱心。

4. 同情尊重

护理员应同情尊重病人及其家属，了解病人的健康状况，面带微笑、轻柔地为病人及其家属提供服务，体现出关心和体贴。要经常换位思考："假如我也是病人，需要得到别人怎样的照顾？""假如我也躺在这张病床上，我希望护理员怎样对待我？"。

第 2 单元 生活照护

模块一　病区环境整理

一、病区环境要求

病区是住院病人接受诊疗、护理及休养的场所，也是医护人员全面开展医疗护理、疾病预防、教学、科研活动的重要基地。病区的设置和布局包括病房、抢救室、危重病房、治疗室、医生办公室、护士站、配餐室、盥洗室、库房、浴室、洗涤间、厕所、医护休息室及示教室等。每个病区通常会设置30~40张病床，每间病房设置1~6张病床，两床之间距离不小于1 m。

良好的病区环境有利于病人接受治疗、休养和康复。病区环境应满足以下要求。

1. 整洁：保持病区的护理单元和医疗护理操作环境整洁，要求做到避免污垢积存，防止细菌滋生。病区内墙壁、地面及所有物品都应采用湿式法清洁。

2. 安静：我国规定病房白天、夜间的噪声分别控制在 40 dB 和 30 dB 以下，50~60 dB 会影响病人休息。护理员在工作时要做到"四轻"，即说话轻、走路轻、操作轻、开关门轻，向病人及其家属强调保持病房安静的重要性。

3. 温度适宜：一般病房适宜的温度为18～22 ℃；手术室、产房、婴儿室、老年病房等的温度以22～24 ℃为宜。室温过高会干扰病人的呼吸和消化功能，影响散热，使病人烦躁；室温过低病人易受凉感冒。

4. 湿度适宜：适宜的湿度为50%～60%。湿度过高，病人会感到湿闷不适，尿量增加，加重肾脏负担；湿度过低，病人会感到口干、咽痛，对呼吸道感染病人不利。

5. 通风良好：病房应定时开窗通风，每次以30分钟为宜。通风有助于调节室内的温湿度，保持室内空气清新，预防呼吸道疾病传播。冬天通风时应注意为病人保暖，以病人不能直接感到风为宜，避免对流风。

6. 采光适当：光源有自然光源和人工光源两种。自然光源一般指日光，日光是维护人类健康的要素之一，适量的日光照射可使病人感到舒适愉快，有利于病人康复，但病人午睡时应用窗帘遮挡光线。人工光源指灯光，病房装有地灯，可在病人睡眠时开启。

7. 装饰简洁、美观：病区的装饰以简洁、美观为原则。病房内或走廊可适当放些鲜花和绿色植物，但需注意如有病人对花粉过敏则不可摆放。

8. 安全：应为病人提供无危险、无伤害的病区环境。地面应设防滑设施，走廊、浴室、厕所应设扶手以防止跌倒，并设呼叫系统。对意识不清和偏瘫病人、婴幼儿等应安置床栏或约束带，以防其坠床。

二、整理床单位

床单位是医疗机构提供给病人使用的家具和设备。它是病人住院期间休息、睡眠、活动、排泄和治疗的最基本生活单位。病床是病人休息和睡眠的用具，是床单位的主要设备，整理床单位要保持实用、耐用、平紧、舒适、安全的原则，经常保持病床整洁，定期更换床上用品。医院里常铺的病床有备用床、暂空床、麻醉床，三种床的铺床方法见表2-1。

表2-1　　　　　　　　三种床的铺床方法

病床类型	铺床方法
备用床	（1）备齐用物，放置于治疗车上，自上而下分别是大单、被套、棉胎、枕套和枕芯，如图2-1所示 （2）移开床旁桌，距床约20 cm；移开床旁椅至床尾正中，距床尾约15 cm，将用物放于椅上 （3）大单与床面的横、纵中线对齐，按先近侧后远侧的顺序打开，按先床头再床尾的顺序拉紧、平塞于床垫下；或使用床垫套，直接套上即可 （4）套好被套，折成被筒，将盖被两侧内折，与床沿平齐，尾端向内折，与床尾平齐 （5）套好枕套，保证枕头四角充实，平放于床头盖被上，枕头开口背门 （6）移回床旁桌、椅，如图2-2所示
暂空床	（1）将备用床的盖被以扇形三折叠于床尾，并使各层平齐 （2）根据病人病情需要在床铺适当位置铺好一次性中单 （3）将枕头平放回床头，如图2-3所示
麻醉床	（1）撤除原有枕套、被套、大单，放于污衣袋内，全部更换为清洁被单 （2）同"铺备用床"，铺好近侧大单 （3）根据病人病情需要铺好一次性中单，腹部手术者铺于床中部，颈、胸部或全麻手术者铺于床头，下肢手术者铺于床尾，非全麻手术者只铺于手术部位即可。铺于床中部时，一次性中单上端距床头45~50 cm；铺于床头时，一次性中单上端应与床头平齐，下端压在床中部的一次性中单之上；铺于床尾时，下端与床尾平齐，上端压在床中部的一次性中单之上，中线对齐床中线

续表

病床类型	铺床方法
麻醉床	（4）同"铺备用床"，套被套、折被筒，再将盖被以扇形三折叠于一侧床边，开口向门 （5）套好枕套，枕头开口背门，立于床头 （6）移回床旁桌，上面放置麻醉护理盘，将床旁椅放在盖被折叠侧，如图2-4所示

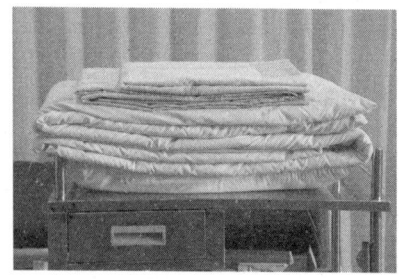

图2-1 备齐用物

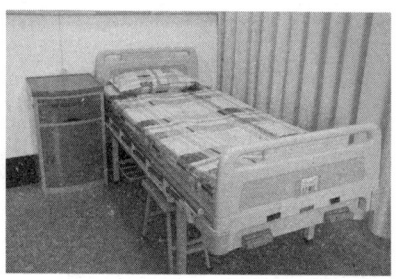

图2-2 备用床

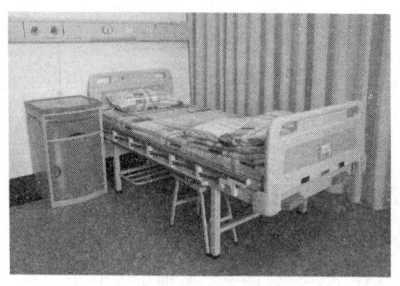

图2-3 暂空床

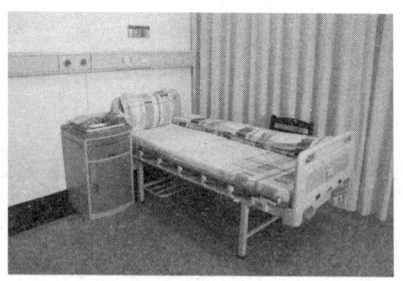

图2-4 麻醉床

> **小提示**
>
> 铺床时护理员需洗手、戴口罩，保持衣帽整洁，病房清洁、通风。
>
> 病人进餐或做治疗时应暂停铺床。
>
> 铺床前备齐用物，计划周到，用物按取用顺序放置于治疗车上。
>
> 铺床时身体靠近床边，上身保持直立。两腿前后或左右分开，两膝稍弯曲，以增加身体稳定性，避免无效动作，减少走动次数。

> **小知识**
>
> **三类病床的主要作用**
>
> 备用床——保持病房整洁、美观，准备迎接新病人。
>
> 暂空床——在病人暂时离床活动时保持病房整洁、美观。
>
> 麻醉床——便于接收和照护麻醉手术后的病人，使其安全、舒适，预防并发症，防止床上用品被血液、呕吐物、排泄物等污染。

模块二　饮　食　照　护

民以食为天，不管是健康的人还是生病的人，均衡的营养都非常重要。护理员掌握一定的饮食、营养方面的知识，可以为病人提供更好的饮食照护。

一、病人的饮食种类

1. 基本饮食

基本饮食是营养素种类未变而质地有所不同的平衡饮食，适用于普通病人。基本饮食包括普通饮食、软质饮食、半流质饮食、流质饮食，每种基本饮食的适用范围、饮食原则、饮食方法见表2-2。

表2-2　　　　　　　　　　　基本饮食

种类	适用范围	饮食原则	饮食方法
普通饮食	病情较轻或疾病恢复期消化功能正常的病人	营养均衡，易消化、无刺激性食物	每日进餐3次，进食米饭、馒头、包子等主食和配菜，蛋白质每日摄入量宜为70~90 g
软质饮食	老人、幼儿，消化功能弱、有口腔疾患及术后恢复期的病人	以软烂、易消化、无刺激性食物为主	每日进餐3~4次，进食软饭、面条、汤粉，切碎煮熟的肉、菜等，蛋白质每日摄入量约为70 g
半流质饮食	发热、咀嚼吞咽困难、患有消化道疾病及术后恢复期的病人	少食多餐，食物呈半流质状，无刺激性且易于咀嚼及吞咽，纤维含量少	每日进餐5~6次，进食粥、煮烂的面条、蛋羹、肉末、豆腐等，蛋白质每日摄入量约为60 g
流质饮食	婴幼儿、昏迷、高热、病情危重，患有口腔、咽喉、消化道疾病及大手术后恢复期的病人	食物呈流体状，因热能及营养素不足，只能短期食用	每日进餐6~7次，每次200~300 mL，进食米汤、豆浆、奶类、稀藕粉、肉汁、菜汁、果汁等，蛋白质每日摄入量约为40 g

2. 治疗饮食

治疗饮食是在基本饮食基础上根据病人病情适当调整总热量及某些营养素含量，从而达到治疗或辅助治疗目的的饮食。每种治疗饮食的适用范围、饮食原则及方法见表2-3。

表 2-3　　　　　　　　　治疗饮食

饮食种类	适用范围	饮食原则及方法
高热能饮食	热能消耗较高的病人：大面积烧伤、甲亢、结核病等病人及孕产妇	在基本饮食的基础上加餐 2 次，进食牛奶、鸡蛋、蛋糕、巧克力等高热能食物
高蛋白饮食	高代谢疾病的病人：结核病、甲亢、恶性肿瘤、营养不良、贫血、大面积烧伤、低蛋白血症等病人	在基本饮食的基础上增加蛋白质含量高的食物，如肉类、鱼类、蛋类、乳类等，蛋白质每日摄入总量不超过 120 g
低蛋白饮食	限制蛋白质摄入量的病人：急性肾炎、尿毒症、肝昏迷等病人	为维持正常能量供给，可多食蔬菜及含糖量高的食物。成人饮食中蛋白质每日摄入量小于 40 g，肾功能不全者应摄入动物蛋白，忌用豆制品；而肝性昏迷的病人应以植物蛋白为主
低脂肪饮食	肝胆胰疾病、高脂血症、动脉硬化、冠心病、肥胖症及腹泻等病人	饮食以清淡少油为主，禁食肥肉、动物内脏、蛋黄等高脂食物，可食用植物油
低胆固醇饮食	高胆固醇血症、高脂血症、动脉硬化、高血压、冠心病等病人	禁止食用含胆固醇高的食物，如动物内脏、蛋黄、鱼子、肥肉、动物油等，确保胆固醇的每日摄入量小于 300 mg（一个鸡蛋黄约含胆固醇 200 mg）
低盐饮食	高血压、心脏病、急慢性肾炎、腹水等水钠潴留的病人	禁食腌制品，如咸菜、咸肉、皮蛋、火腿等，食盐每日摄入量小于 2 g（含钠 0.8 g）或酱油每日摄入量小于 10 mL
无盐低钠饮食	同"低盐饮食"，一般为水肿严重的病人	除食物内自然含钠量外，烹调时不放食盐，可放入适量无盐酱油，控制饮食中的每日含钠量小于 0.5 g，禁食同"低盐饮食"，同时禁食含钠量高的食物（油条、挂面、汽水等）和药物（碳酸氢钠等）

续表

饮食种类	适用范围	饮食原则及方法
高纤维素饮食	便秘、高脂血症、肥胖症、糖尿病等病人	食用纤维素含量高的食物，如粗粮、豆类、韭菜、芹菜、竹笋等
少渣饮食	腹泻、伤寒、痢疾、肛门疾病等病人及接受咽喉或消化道手术的病人	食用纤维素含量低的食物，如豆腐、蛋羹等，避免食用刺激性食物及坚硬带骨刺的食物

3. 试验饮食

试验饮食是指在特定时间内，通过调整饮食内容，协助疾病诊断和提高实验室检查结果准确性的饮食。每种试验饮食的适用范围、饮食方法及注意事项见表2-4。

表2-4　　　　　　　　　试验饮食

饮食种类	适用范围	饮食方法及注意事项
隐血试验饮食	诊断消化道出血、贫血	试验前3天禁食肉类、动物肝脏、血类食品以及含铁剂药物，忌大量食用绿色蔬菜，可食牛奶、豆制品、白菜、冬瓜、土豆、白萝卜、菜花等，第4天留取粪便标本
胆囊造影饮食	造影检查胆囊、胆管、肝胆管有无结石、炎症或其他疾病	检查前1天中午进食高脂肪食物，刺激胆囊排空；晚餐进食无脂肪、低蛋白、高碳水化合物食ң；睡前服造影剂，之后禁食、禁烟至第二天早晨。首次X射线摄影胆囊显影良好可进食高脂食物（油煎荷包蛋2个），30~60分钟再次摄影观察胆囊收缩情况
肌酐试验饮食	检查、测定肾小球滤过功能	试验期3天，其间禁食鱼、肉、禽类，忌饮茶、咖啡，全日主食量不足可辅以藕粉或含糖点心，第3天检测肌酐清除率和血浆肌酐含量
甲状腺摄碘-131试验饮食	协助检查甲状腺功能	试验期2周，其间禁食会影响甲状腺功能的药物和食物，禁止用碘伏消毒皮肤，不吃加碘盐以及海带、紫菜、海鱼等海产品

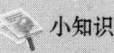 **小知识**

中国居民平衡膳食宝塔（2022）

中国居民平衡膳食宝塔（2022）根据《中国居民膳食指南（2022）》提出的平衡膳食准则和核心推荐，以图形化方式展现了在营养上比较理想的基本食物构成，如图2-5所示。宝塔共分5层，各层面积不同，体现了5大类食物和食物量的多少。5大类食物包括谷薯类食物，蔬菜水果，鱼、禽、肉、蛋等动物性食物，奶及奶制品、大豆及坚果类食物，以及烹调用油和盐。食物量根据不同能量需要量水平设计，宝塔旁边的文字注释标明了一段时间内成年人在1 600~2 400 kcal（1 kcal=4.186 8 kJ）能量需要量水平时，每人每天各类食物摄入量的建议值。图形中还体现了身体活动和水的需要量，强调增加身体活动和足量饮水的重要性。

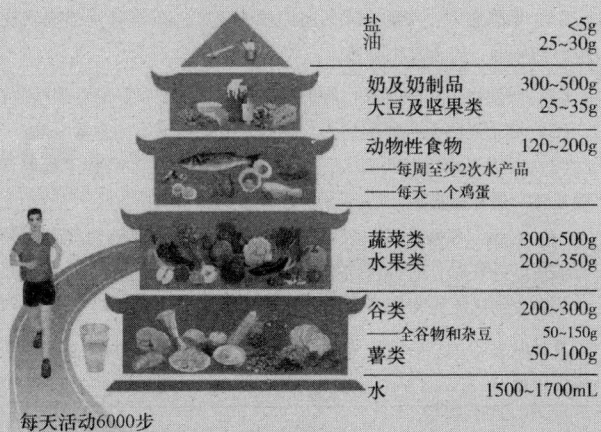

图2-5 中国居民平衡膳食宝塔（2022）

图片来源：中国营养学会.中国居民膳食指南：2022［M］.北京：人民卫生出版社，2022

二、协助病人进食

护理员协助病人进食的操作步骤及说明见表2-5。

表2-5　　　　　　　　　协助病人进食

操作步骤	操作说明
准备工作	（1）护理员：衣帽整洁、洗手、戴口罩 （2）就餐环境：环境整洁、温湿度适宜、无异味，暂停非紧急治疗 （3）病人：询问其是否需要大小便，协助其洗手、漱口
沟通指导	向病人说明本次进食时间和食物，询问其有无特殊要求，检查病人家属带来的食物是否符合要求
摆放体位	（1）完全自理或上肢功能较好的病人：尽量取坐位进食，如病人不能下床，应协助摇高床头，用软枕或靠垫垫于其背后及膝下，保证坐位稳定舒适，床上放置餐桌，如图2-6所示 （2）坐起有困难的病人：可摇高床头30°~50°或用垫枕将病人的头胸部抬高，以利于病人咽食 （3）偏瘫病人：协助病人面向护理员侧卧，在其肩背部垫软枕以使其头部不向后仰，防止发生呛咳
协助进餐	（1）协助病人在其颈下、胸前围上餐巾，将准备好的食物摆放在餐桌上 （2）对于能部分自理的病人，根据其需要适当协助进食 （3）对于不能自理的病人，喂食中应耐心，注意喂食速度要慢、食物温度适宜、进食量合适 （4）对于双眼被遮盖或双目失明的病人，进食前告知其食物种类，病人要求自己进餐时，应将食物按时钟平面放置（见图2-7）并告知病人，进食鱼类食物前应先帮助病人将鱼刺去掉
整理用物	及时撤去餐具，协助病人洗手、漱口或做好口腔护理，整理床单位，保持病房整洁

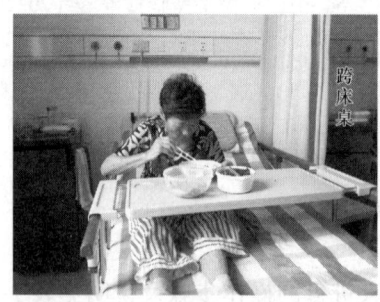

图2-6　自理病人坐位进食

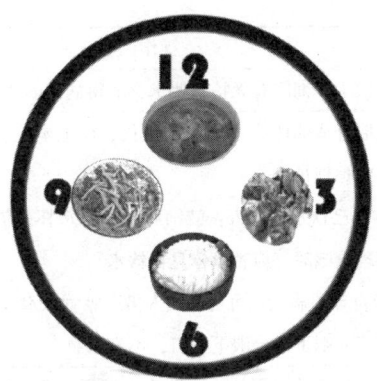

图 2-7 食物放置平面图

> **小提示**
>
> 护理员喂食时速度应视病人情况而定;给老年人喂食时,汤匙应横放稍斜向病人嘴边并轻轻送入食物,每次喂食量应在 1/3 汤匙左右,待其完全咽下后再喂下一口;应交替喂食固体和流质饮食,避免噎食,流质饮食可用吸管吮吸。
>
> 病人进食后不宜马上平卧,保持原体位 20~30 分钟,以防止食物反流。

三、协助病人饮水

护理员协助病人饮水的操作步骤及说明见表 2-6。

表 2-6　　　　　　　　协助病人饮水

操作步骤	操作说明
准备工作	(1) 护理员:衣帽整洁、洗手、戴口罩 (2) 用物:盛装 1/2~2/3 温开水的水杯或小水壶(触及杯壁时温热不烫手)、吸管、汤匙

续表

操作步骤	操作说明
沟通指导	提醒病人饮水并询问有无特殊要求，取得病人的理解和配合
协助饮水	协助病人取合适的体位（如轮椅坐位、床上坐位、半坐位、侧卧位等），其头面部侧向护理员 （1）能够自己饮水的病人：鼓励病人手持水杯或借助吸管小口饮水，以免呛咳；出现呛咳时，应稍事休息再饮水 （2）不能自理的病人：可协助病人借助吸管饮水（见图2-8），或使用汤匙喂水，见病人咽下后再喂下一口，不宜太急
整理用物	将水杯或小水壶放回原处，协助病人擦干嘴角水痕。整理床单位，根据病情需要记录病人饮水次数和饮水量

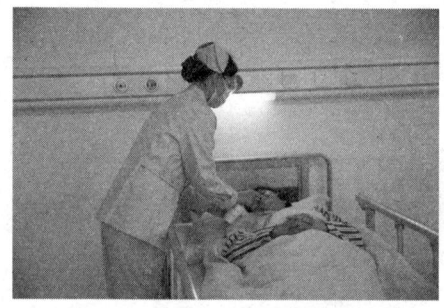

图 2-8　协助病人借助吸管饮水

> 小提示
>
> 　　护理员使用汤匙为病人喂水前应用前臂试水温（以不烫为宜），水量以盛装汤匙的1/2~2/3为宜，应从病人嘴角缓慢喂入。护理员需叮嘱病人饮水后不能立即平卧，防止反流而引起呛咳、误吸。

四、为鼻饲病人灌注食物

通过经鼻腔插入胃内的胃管为病人喂食，灌注流质饮食、药物、营养液和水分等物质的方法称为鼻饲法。鼻饲法常用于维持不能经口进食的病人的营养和治疗需要，如昏迷、口腔疾患、吞咽困难以及其他病情危重病人的进食或给药。护理员采用鼻饲法为鼻饲病人灌注食物的操作步骤及说明见表2-7。

表2-7 鼻饲法

操作步骤	操作说明
准备工作	（1）护理员：衣帽整洁、洗手、戴口罩 （2）用物：50 mL鼻饲灌注器、纱布、治疗巾、弯盘、适量温开水、鼻饲流质饮食或药物（38~40 ℃）等
核对沟通	核对病人床号和姓名，沟通鼻饲目的及注意事项，取得病人的理解和配合，协助病人取舒适体位，在病人颌下垫治疗巾
灌注食物	（1）将胃管末端连接灌注器，抽吸到胃液，验证胃管通畅且在胃内 （2）先注入不少于10 mL温开水，再缓慢灌注流质饮食或药物 （3）鼻饲完毕后再次注入少量温开水冲洗胃管，避免管腔堵塞及食物变质造成胃肠炎，每次鼻饲量不多于200 mL，间隔时间不少于2小时
反折固定	将胃管末端反折，用纱布包好，用皮筋或夹子夹紧（或塞紧鼻饲盖帽），用别针固定在病人的衣领或枕头处；撤去治疗巾，再次核对病人床号和姓名
整理用物	协助病人清洁口腔、鼻腔；整理床单位；协助病人取舒适体位并保持20~30分钟；洗净灌注器，放于弯盘内备用，洗手，记录鼻饲时间、鼻饲液种类及用量、病人的反应

> **小提示**
>
> 　　每次为鼻饲病人灌注食物前必须先验证胃管通畅且在胃内。验证方法除了抽吸胃液外,还有两种方法:一是用灌注器经胃管注入 10 mL 空气,同时置听诊器于胃部,能听到气过水声;二是将胃管末端放入水中,无气泡逸出,如图 2-9 所示。
>
> 　　病人需服用药物时,应将药物碾碎后溶于水中灌注,新鲜的果汁和奶液不能同时灌注,以免产生凝块。
>
> 　　应每日更换、消毒鼻饲用物,并在鼻饲后对病人进行口腔护理。
>
>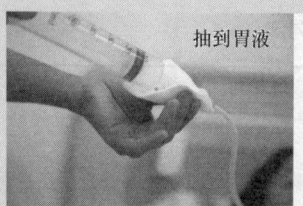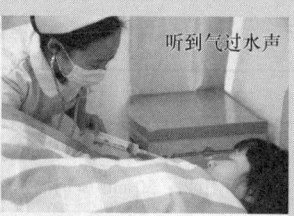
>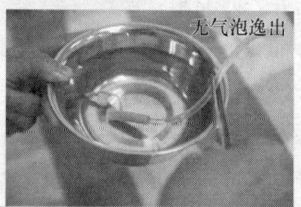
>
> 图 2-9　验证胃管通畅且在胃内的方法

> **小知识**
>
> 要素饮食
>
> 　　要素饮食是人工配制的一种化学精制食物,含有人体所需的易于消化吸收的营养成分,主要由单糖、维生素、游离氨基酸、必需脂肪酸、无机盐和微量元素等组成。要素饮食通常经口服、鼻饲或滴注等方法供给病人,不需要消化即可被肠道直接吸收。

模块三 排泄照护

一、正常粪便、尿液观察

1. 正常粪便的观察

（1）量与次数。成人每日排便 1~2 次，排便量一般为 100~300 g；婴幼儿每日排便 3~5 次。

（2）形状。柔软成形。

（3）颜色。一般呈黄褐色（婴儿粪便呈黄色或金黄色），可因摄入食物和药物的不同而发生变化。

（4）气味。粪便的气味由蛋白质经细菌分解发酵而产生，一般情况下，肉食者粪便味重，素食者粪便味轻，因摄入食物种类而异。

（5）混合物。含少量黏液，有时伴有食物残渣。

2. 正常尿液的观察

（1）尿量与次数。24 小时尿量为 1 000~2 000 mL，平均 1 500 mL；每次尿量为 200~400 mL。日间排尿 3~5 次，夜间 0~1 次。

（2）颜色与透明度。淡黄色，澄清、透明。

（3）比重与酸碱性。比重 1.015~1.025；pH 值 5~7，平均为 6。

（4）气味。新鲜尿液静置后有氨臭味。

二、排泄异常病人的照护

1. 便秘病人的照护

便秘是指排便次数减少且不规律，粪便干硬、排便费力。对便秘病人进行照护时要注意以下内容。

（1）健康教育。让病人及其家属了解排便知识，养成定时排便的习惯；引导病人合理饮食，多食蔬菜和水果等，多饮水，适量摄入油脂食物；鼓励病人根据个人情况进行床上或下床活动，以增加肠蠕动，促进排便。

（2）排便环境。安排足够的排便时间，提供隐蔽的排便环境，避免打扰病人，消除病人紧张情绪，保持心情舒畅利于排便。

（3）排便姿势。使病人选择适合自己的排便姿势，使用坐厕、蹲厕、床上便器等；卧床病人可取坐位或将床头抬高，病情允许时可下床排便；手术病人必要时在术前进行床上排便训练。

（4）腹部按摩。排便前为病人做腹部环形按摩，沿结肠解剖位置，即升结肠→横结肠→降结肠的顺序自右向左按揉，使腹压增加，促进排便。

（5）药物刺激。遵医嘱口服缓泻剂，如乳果糖口服溶液、硫酸镁、果导、大黄片、苁蓉通便口服液等，注意缓泻剂不宜长期使用，避免产生依赖性。

（6）简易通便剂。使用开塞露、甘油栓等通便剂。病人取左侧卧位，充分暴露肛门，在其臀部下垫数层软纸；将开塞露剪开小口，挤出少量液体润滑开口处；嘱病人张口呼吸，放松肛门；左手拇指、食指撑开臀沟暴露肛门，右手轻轻注入开塞露；嘱病人卧床5~10分钟后再起床排便。

（7）灌肠。上述方法无效时需用肥皂水等灌肠，由护士操作。

2. 腹泻病人的照护

腹泻是指排便次数增多，粪便又稀又薄不成形，甚至排出水样便。对腹泻病人进行照护时要注意以下内容。

（1）健康教育。理解关怀病人，介绍腹泻相关知识；指导病人注意饮食卫生，养成多饮水等良好习惯；观察排便情况。

（2）卧床休息。嘱病人多卧床休息以减少肠蠕动，注意保暖，及时为不能自理的病人提供便器。

（3）饮食调理。严重腹泻病人暂禁食，一般病人酌情给予清淡流质、半流质饮食，避免食用含大量粗纤维和油脂的食物，鼓励病人饮水或淡盐水。

（4）观察病情。观察病人粪便情况（次数及性质）及全身情况（生命体征、面色、尿量等），必要时留标本。对传染病病人按相应隔离原则照护，对其粪便进行消毒处理。

3. 大便失禁病人的照护

大便失禁是指病人不自主地排出粪便。对大便失禁病人进行照护时要注意以下内容。

（1）理解尊重。大便失禁病人常感到自卑，心情紧张而窘迫，护理员应安慰、理解、尊重病人。

（2）健康教育。护理员应指导病人了解饮食卫生知识，介绍大便失禁的原因和照护方法，指导病人学习肛门括约肌和盆底肌收缩锻炼方法，如反复练习排便及排便结束的动作，做仰卧抬臀运动、仰卧起坐等。

（3）皮肤护理。床上铺一次性中单，病人便后用温水清洗其肛周皮肤，必要时可涂润肤露、凡士林软膏等以保护皮肤；勤观察病人骶尾部皮肤；勤为病人翻身、擦洗，及时更换污衣被。

（4）病房环境。定时开窗通风，去除不良气味，使病人舒适。

(5) 观察病情。了解病人排便的时间、规律，及时提供便器。

4. 尿失禁病人的照护

尿失禁是指病人排尿失去意识或不受意识控制，尿液不由自主地流出，分为真性尿失禁、假性尿失禁与压力性尿失禁三种情况。真性尿失禁，膀胱处于空虚状，稍有尿液就会自动流出，可见于昏迷病人；假性尿失禁，膀胱不能自控存尿，充盈到一定压力时尿液就会自动溢出，可见于糖尿病病人；压力性尿失禁，当打喷嚏、咳嗽、运动等引起腹部内压升高时，尿液就会不由自主地流出，多见于中老年女性。对尿失禁病人进行照护时要注意以下内容。

（1）理解尊重。尿失禁给病人生活带来许多不便，病人易出现自卑、抑郁等心理，护理员应理解并尊重病人，给予安慰开导，鼓励清醒病人积极配合治疗和护理。

（2）健康教育。鼓励病人多饮水，每天摄水 2 000~3 000 mL，但入睡前应控制饮水量；每天定期给予病人便器以训练膀胱反射功能，从间隔 1~2 小时逐渐延长到每 4 小时排尿一次；接尿时可按摩膀胱稍施压力以助排尿。对于长期尿失禁者，可留置导尿管后再进行放尿的膀胱训练。鼓励病人多做可以训练膀胱反射功能的运动，如抬腿收腹、下床走动、收缩肛门、排尿动作等。

（3）皮肤护理。保持病人局部皮肤的清洁与干燥，使用尿垫或柔软吸水的内裤，做到勤擦洗、勤更换、勤翻身等。

（4）外部引流。用接尿装置引流尿液，可采用尿壶、接尿袋、纸尿裤等。

5. 尿潴留病人的照护

尿潴留是指病人膀胱内潴留大量尿液而不能自主排出。对尿潴留病人进行照护时要注意以下内容。

（1）健康教育。指导病人养成定时、及时排尿的习惯；学会正确的放松方法，良性前列腺增生易引起尿潴留，平时注意勿饮酒、勿过度疲劳等；鼓励病人积极配合治疗与护理，消除紧张焦虑情绪。

（2）体位姿势。为病人提供隐蔽的排尿环境，鼓励病人以习惯姿势排尿，病情许可时可抬高上半身或坐起排尿；对术后需绝对卧床的病人应在术前有计划地训练其床上排尿。

（3）诱导排尿。利用条件反射诱导排尿，如听流水声、温水冲洗会阴等。

（4）热敷按摩。热敷下腹部可促进排尿，如病人病情允许，可轻按其膀胱协助排尿。

（5）导尿术。对于上述方法均无效的病人可采用导尿术引流出尿液，由护士操作。

三、协助卧床病人使用便盆

协助卧床病人使用便盆的操作步骤和说明见表2-8。

表2-8　　　　　　　　协助卧床病人使用便盆

操作步骤	操作说明
准备工作	（1）护理员：衣帽整洁、洗手、戴口罩 （2）用物：便盆、纸、一次性护理垫
沟通指导	核对病人床号和姓名，沟通以取得病人及其家属同意
放置便盆	垫一次性护理垫于病人腰及臀部下面；将病人裤子脱至膝部，使病人两腿屈膝；一手托起病人的臀部，使臀部抬高20~30 cm，另一手将便盆放置于病人的臀下（便盆开口向足部）。对于腰部不能抬起的病人，应先协助病人取侧卧位，在其腰部放软枕，将便盆扣于臀部，再协助病人平卧，调整便盆位置，如图2-10所示

续表

操作步骤	操作说明
撤去便盆	病人排便后，协助病人或使病人自己抬起臀部，撤去便盆；用纸擦净肛门，穿好衣裤，撤除一次性护理垫
整理用物	开窗通风，倾倒便盆并清洗，观察大便的性质、量；洗手并协助病人洗手；记录排泄的次数、排泄量及大便颜色等，发现异常时通知医护人员

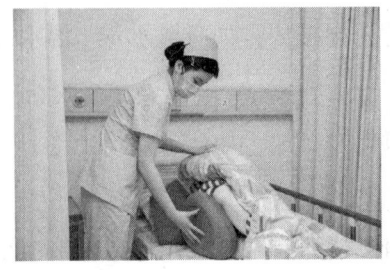 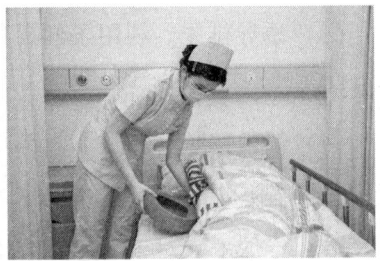

图 2-10　放置便盆方法

小提示

使用便盆前检查便盆是否洁净完好，放置便盆时不可硬塞，以免损伤病人皮肤。

协助女性卧床病人使用便盆时，为防止尿液飞溅，可在其会阴部盖上卫生纸；协助男性卧床病人使用尿壶时，放上尿壶后，应使病人膝盖并拢，盖上毛巾被。

病人便后为其擦净肛门，将卫生纸在手上绕若干层，把手绕至病人臀部后，从前向后擦净肛门，必要时用温水清洗会阴部并擦干。

模块四 睡 眠 照 护

人的一生中有近三分之一的时间是在睡眠中度过的，良好的睡眠质量是良好生活质量的基础。睡眠是最好的休息方式，通过睡眠，人的体力与精力均可以得到恢复。良好的睡眠能够促进人的身心健康。

一、正常睡眠时间和睡眠时相

1. 正常睡眠时间

（1）儿童期（2~12岁）：10~12小时。

（2）少年期（12~18岁）：9~10小时。

（3）成人期（18~60岁）：7~8小时。

（4）老年期（60岁以上）：5~7小时。

2. 睡眠时相

睡眠可分为两种时相，即非快速眼动睡眠和快速眼动睡眠。睡眠过程中两种时相交替，决定睡眠质量的是非快速眼动睡眠第四期和快速眼动睡眠。

（1）非快速眼动睡眠。非快速眼动睡眠分为四期。

1）第一期。清醒和睡眠的过渡时期，处于一种很浅的睡眠状态。此期持续时间很短，为0.5~7分钟，很容易被唤醒，人们常常感到似乎还是醒着的状态。

2）第二期。中等深度的睡眠时期。此期一般持续10~20分钟，生理活动继续变慢，肌肉逐渐放松，人可有短暂的、片刻的思维活动，仍易被唤醒。

3）第三期。熟睡期，一般持续 15~30 分钟。此期肌肉完全放松，心率减慢，血压下降，难以被唤醒。

4）第四期。深睡期，大约持续 10 分钟。全身松弛，无任何活动，体内激素大量分泌，蛋白质的分解减少，加速受损组织的愈合，遗尿和梦游可能发生，此期极难被唤醒。

（2）快速眼动睡眠。躯干呈松弛状态，但体温、血流及脑的耗氧量均会增加，心率、血压和心输出量也会增加，经常接近清醒水平。这一时期会出现生动的、充满感情色彩的梦境，缓解人的精神压力，帮助人将忧虑的事情从记忆中消除。

二、病人睡眠照护要点

生理、心理、环境等许多因素都会影响睡眠的时长和质量。除疾病原因需积极医治原发病外，护理员应从饮食、锻炼等方面做好指导，为病人创造良好的睡眠环境，使病人养成良好的睡眠习惯。

1. 一般病人的睡眠照护要点

（1）饮食。少食多餐；多吃富含优质蛋白质、维生素的食物；食用富含钙的食物，如豆制品、牛奶、排骨汤、蛋类、海藻类等；食用含色氨酸的食物，如鱼、肉、蛋、酸奶、奶酪等，忌烟酒、浓茶、不易消化的食物（糯米类食物、油炸食物等）。

(2) 起居

1) 通风换气。可在病人睡眠前 30 分钟至 1 小时内把卧室门、窗打开，让室内空气流通，使卧室空气新鲜。一般通风时间大约 20 分钟。

2) 整理床铺。铺好盖被，拍松枕头。按季节冷暖增减盖被，被褥宜整洁平直、没碎屑。视病人本身情况、喜好、习惯选择枕头高度（一般最舒适的高度为 6~9 cm），维持合适的卧姿。冬天铺好床后，可用热水袋温暖盖被，待病人入睡后轻轻撤去。

3) 调节室温。按需关闭门窗，开启气窗或半扇侧窗。最适宜的室温为：夏季 25~28 ℃，冬季 18~22 ℃。

4) 睡前洗漱。病人睡前协助其清洁口腔，用热水洗脸、会阴部，并用热水（水温不高于 42 ℃）泡洗双脚。

5) 调节光线。拉上窗帘，关闭照明灯，打开柔和色调的走廊或洗手间灯，也可安装夜灯，为病人创造舒适、安静、光线不刺激的睡眠环境。

(3) 锻炼。护理员应了解促进睡眠的锻炼方法，鼓励身体状况允许的病人适当进行有助于睡眠的锻炼。

1) 走。晚饭后，可与家人一起慢走，可前进，可后退。

2) 跑。快跑、慢跑皆可，以病人舒适为宜，不可过度疲劳。

3) 跳。可进行跳舞、跳绳等活动。

4) 劳。适度的家务等劳动。

2. 睡眠困难病人的照护

(1) 饮食上进行良好的控制，使其睡前不喝浓茶咖啡，不吃难消化的食物。

（2）规律作息，根据身体状况坚持锻炼，如游泳、打太极拳、慢跑等。

（3）睡前合理安排时间，可阅读书籍，听舒缓的音乐。

（4）与家属一起做好病人的心理护理，耐心倾听病人的痛苦，予以理解，安慰病人，也可与病人一起做些放松情绪的活动，如听舒缓的音乐等。

（5）必要时遵医嘱采用药物缓解病人的失眠症状。

> **小提示**
>
> 每日进行中医握固练习对缓解失眠症状是相当有益处的，方法是先将拇指屈曲，再将其余四个手指头弯曲，呈握拳状，把拇指握在里边。每天握固3分钟可改善失眠。

> **小知识**
>
> **穴位按摩有助睡眠**
>
> 天门开穴按摩法：两拇指指腹紧贴于印堂穴（位于两眉眉头之间），双手余指固定头部两侧。左拇指先自印堂穴垂直向上推移，一直推至发际正中直上1寸位置，然后两拇指呈左下、右上，左上、右下同时交替推摩。手法由缓至速、由轻至重，反复推摩约1分钟。
>
> 百会穴点按掌摩法：用右手拇指指尖在百会穴（头顶正中心）点按，待局部产生重、胀、麻感后，改用拇指腹旋摩，如此反复交替进行约30秒，紧接着用掌心以百会穴为轴心，均匀用力按压与旋摩约30秒。

模块五 清洁照护

清洁是人的基本需求之一，但当病人受疾病影响无法满足自身清洁需求时，护理员就要做好病人的清洁照护工作，使病人身心达到最舒适状态。

一、帮助病人清洁口腔

帮助病人清洁口腔可以保持病人的口腔清洁湿润，预防口腔感染。

1. 棉棒擦拭法

对因昏迷、禁食、高热、鼻饲、大手术后、患口腔疾患等而生活不能自理的病人，护理员需每天用棉棒擦拭法对病人进行 2~3 次口腔清洁照护。棉棒擦拭法的操作步骤和说明见表 2-9。

表 2-9　　　　　　　　棉棒擦拭法

操作步骤	操作说明
操作准备	(1) 护理员：衣帽整洁、洗手、戴口罩 (2) 用物：漱口水、棉棒、毛巾、弯盘、润唇油等
核对沟通	核对病人床号和姓名，沟通以取得病人及其家属同意
卧位安置	协助病人取平卧位（也可取侧卧位），头部朝向护理员；抬高病人头胸部
铺巾置盘	将毛巾铺在病人颌下胸前，弯盘置于病人嘴角
棉棒擦洗	用棉棒蘸适量漱口水，按顺序擦拭病人的口唇、牙齿（由内而外纵向擦拭至门齿，见图 2-11）、牙龈、颊部、上颚、舌面、舌下等；撤去弯盘；用毛巾擦干病人面部水痕；为病人口唇涂润唇油
整理记录	整理床单位，清理用物，做好记录

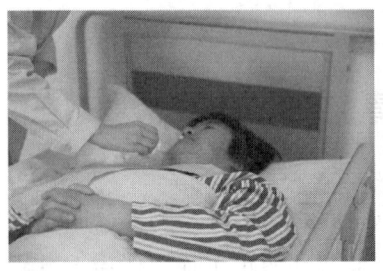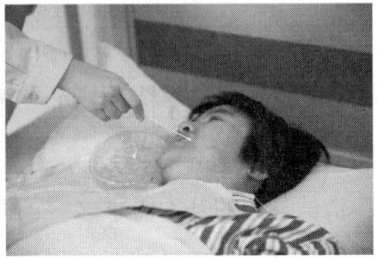

图 2-11　用棉棒擦洗口腔

> **小提示**
>
> 棉棒蘸漱口水时不可过湿，以免流入病人气管引起呛咳。一支棉棒只可使用一次。
>
> 擦拭病人上颚及舌面时，不要触及病人咽部以免引起病人恶心与不适。
>
> 昏迷病人禁忌漱口，需用张口器时，应从白齿处放入（牙关紧闭者不可暴力助其张口）。
>
> 操作前后应清点棉棒数量，以免遗漏在病人口腔内。
>
> 除棉棒外，也可以用镊子夹取棉球擦拭，方法与棉棒擦拭法相同。

2. 刷牙法

对于生活能部分自理的病人，护理员应指导病人刷牙、漱口，尽量鼓励病人自行完成口腔清洁工作。刷牙法的操作步骤和说明见表 2-10。

表 2-10　　　　　　　　　　刷牙法

操作步骤	操作说明
操作准备	（1）护理员：衣帽整洁、洗手、戴口罩 （2）用物：牙刷、牙膏、漱口杯、毛巾、水盆，必要时备无菌巾

续表

操作步骤	操作说明
核对沟通	核对病人床号和姓名，沟通以取得病人及其家属同意
漱口刷牙	（1）自理病人：漱口杯中盛 2/3 清水，将牙膏挤在牙刷上；搀扶病人走到水池前，递漱口杯、牙刷；协助病人漱口、刷牙（正确的刷牙方向是沿着牙齿上下刷）；再次漱口，用毛巾清洁病人面部；搀扶病人回到病床或座椅上 （2）卧床病人：水杯中盛 2/3 清水，将牙膏挤在牙刷上；协助病人坐起，将毛巾铺在病人胸前；放上水盆，递漱口杯、牙刷（见图 2-12）；协助病人漱口、刷牙；再次漱口，用毛巾清洁病人面部；撤去用物；根据病人需要采取坐位或其他卧位
用物处理	整理用物，倒掉脏水

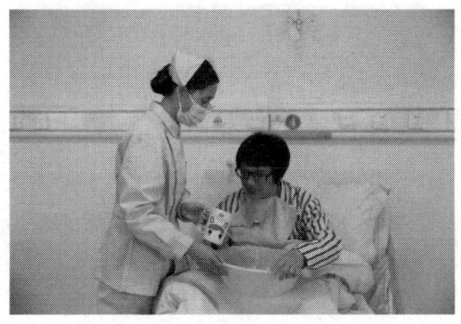

图 2-12 协助卧床病人刷牙

> 小提示
>
> 协助卧床病人刷牙时应动作轻稳，避免打湿床铺，一旦打湿，要及时更换。对不能使用牙刷的病人，可协助其用清水漱口数次。

3. 漱口法

漱口法的操作步骤和说明见表 2-11。

表 2-11　　　　　　　　　　漱口法

操作步骤	操作说明
操作准备	(1) 护理员：衣帽整洁、洗手、戴口罩 (2) 用物：漱口杯、吸管、毛巾、水盆
核对沟通	核对病人床号和姓名，沟通以取得病人及其家属同意
卧位安置	协助卧床病人翻身侧卧，头部朝向护理员，用枕头将病人头肩部稍垫高
铺巾漱口	将毛巾铺在病人颌下、胸前；递漱口杯和吸管，嘱病人吸水；撤去吸管；嘱病人闭口，鼓动颊部；在病人嘴角旁接水盆，嘱病人吐水（见图 2-13）；用毛巾擦干病人嘴角的水痕
用物处理	整理用物，倒掉脏水

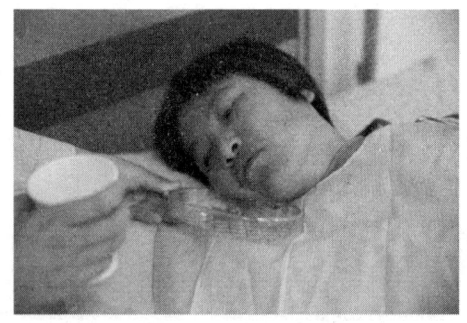

图 2-13　协助病人漱口

> 小提示
> 昏迷、意识障碍的病人不可漱口，以防发生意外。

4. 假牙清洁法

护理员需要为佩戴假牙的病人清洁假牙。假牙清洁法的操作步骤和说明见表 2-12。

表 2-12　　　　　　　　　假牙清洁法

操作步骤	操作说明
操作准备	（1）护理员：衣帽整洁、洗手、戴口罩 （2）用物：水杯、牙刷、漱口水（或清水）
核对沟通	核对病人床号和姓名，沟通以取得病人及其家属同意
摘取假牙	嘱病人张口，为其摘下假牙，一般先取上面的假牙，后取下面的假牙
清洁假牙	用牙刷蘸漱口水或直接在流动的清水下刷洗；协助病人戴上假牙。注意晚饭后或病人睡觉前将假牙取下，刷洗干净后浸泡于清洁的冷水杯中
用物处理	整理用物，倒掉脏水

> 小提示
>
> 假牙清洁后不可浸泡在热水或酒精中，以免老化变形。

二、帮助病人梳洗头发

保持头发整洁美观是人们日常生活中的一项重要内容，护理员应根据病人的状态和需求，为病人提供梳发、洗发等照护。

1. 床上梳发

协助病人床上梳发的方法见表 2-13。

表 2-13　　　　　　　　　床上梳发

操作步骤	操作说明
操作准备	（1）护理员：衣帽整洁、洗手、戴口罩 （2）用物：纸巾、毛巾、梳子
核对沟通	核对病人床号和姓名，沟通以取得病人及其家属同意
卧位安置	协助病人坐起，将纸巾和毛巾围于病人肩上。对于卧床病人，可将纸巾和毛巾铺于枕巾上

续表

操作步骤	操作说明
梳理头发	将长发病人的头发松散开，一手压住发根，另一手用梳子将头发慢慢梳通（可先梳理一侧，再梳理另一侧，见图2-14）；将脱落的头发包裹在纸巾中；撤下毛巾
整理用物	整理床单位，清理用物

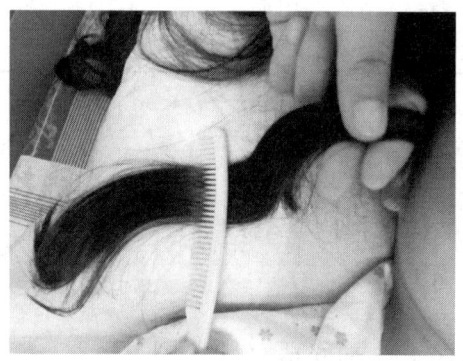

图 2-14　梳理头发

> **小提示**
>
> 梳头动作要轻，不可强拉硬拽，以免造成病人疼痛或使头发脱落。
>
> 梳长发时由发梢逐段梳至发根，即先梳理靠近发梢的一段，梳通后再由发根部分梳至发梢；梳短发时可直接从发根梳至发梢。
>
> 如果头发缠绕成团不易梳通，可涂抹30%乙醇湿润后，再小心梳理。

2. 坐位洗发

协助病人坐位洗发的方法见表2-14。

表2-14　　　　　　　　　　　坐位洗发

操作步骤	操作说明
操作准备	(1) 护理员：衣帽整洁、洗手、戴口罩 (2) 用物：毛巾、洗发液、梳子、水盆、座椅、40~45℃热水及水壶、电吹风 (3) 环境：关闭门窗，室温保持在24~26℃
核对沟通	核对病人床号和姓名，沟通以取得病人及其家属同意
坐位安置	搀扶病人坐在水盆前，将毛巾围于病人胸前和颈肩部；松开病人的头发；嘱病人双手扶稳盆沿、闭眼、低头将头发置于水盆中
清洗头发	一手托住病人前额，另一手用水壶缓慢倾倒热水淋湿头发；涂擦洗发液，揉搓头发并用指腹按摩头皮；用干净热水冲净头发；用胸前毛巾擦净病人面部及头发；将头发吹干，梳理整齐；搀扶病人回床休息
整理记录	整理病人衣物、床铺，做好记录

> **小提示**
>
> 洗发过程中需随时注意病人的反应，询问其感受，如水温是否合适，揉搓力度是否恰当等，以便随时调整操作方法。
>
> 注意室温、水温变化，洗发后及时擦干头发，防止病人着凉。
>
> 操作动作要轻柔，洗发时间不宜过长，以减少病人的不适和疲劳。

3. 床上洗发

协助病人床上洗发的方法见表2-15。

表2-15　　　　　　　　　　　床上洗发

操作步骤	操作说明
操作准备	(1) 护理员：衣帽整洁、洗手、戴口罩 (2) 用物：马蹄形垫（或枕式仰卧洗头盆）、毛巾2条、橡胶单、洗发液、梳子、40~45℃的热水及水壶、吹风机、棉球 (3) 环境：关闭门窗，室温保持在24~26℃

续表

操作步骤	操作说明
核对沟通	核对病人床号和姓名,沟通以取得病人及其家属同意。询问病人是否需要大小便
卧位安置	协助病人斜角平卧,将病人的头置于床边;将枕头下移至病人肩背部,橡胶单及干毛巾铺于枕头上;松开病人衣领向内折,另取一干毛巾折叠后围于病人颈部;一手托住病人的头部,另一手将马蹄形垫(或枕式仰卧洗头盆)放于病人头下,用棉球堵塞病人双耳,如图2-15所示
清洗头发	松开病人的头发,先用少量热水冲洗,询问病人水温是否合适;用热水冲湿头发,涂擦洗发液,用指腹揉搓头发并按摩头皮(力量适中,揉搓方向由发际向头顶部);用干净热水冲净头发;用颈部干毛巾擦净病人面部并包裹头发
撤垫吹干	一手托住病人头部,另一手撤去马蹄形垫(或枕式仰卧洗头盆);将枕头移回病人头下;取出耳内棉球;吹干头发并梳理整齐;撤去橡胶单及大毛巾;协助病人取舒适卧位
整理记录	整理病人衣服和被褥,开窗通风,做好记录

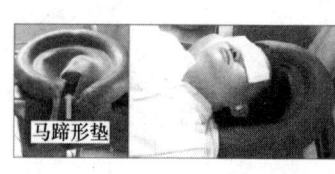
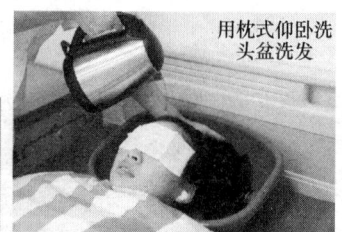

图 2-15 床上洗发

> **小提示**
>
> 洗发过程中应随时注意病人的反应,询问其感受,如有不适,应停止操作,及时向医生、护士汇报情况。
>
> 床上洗发过程中应防止水流入病人眼内、耳内或沾湿衣服、床单,如已沾湿,要及时更换。

三、整理床单位

整洁舒适的床单位可以保持病房的干净美观,让病人更好地休息和生活,对于长期卧床的病人可以有效预防压疮的发生。

1. 清扫床铺

清扫床铺的方法见表 2-16。

表 2-16　　　　　　　　清扫床铺

操作步骤	操作说明
操作准备	(1) 护理员:衣帽整洁、洗手、戴口罩 (2) 用物:床刷、一次性床刷套
核对沟通	核对病人床号和姓名,沟通以取得病人及其家属同意
清扫床铺	站在床的一侧(最好在右侧),折叠被子置于床尾;床刷套上一次性床刷套;清扫枕头下方;从床头至床尾清扫被褥上的渣屑;转到床的另一侧,同法清扫;将枕头拍打蓬松后放回原处
整理记录	取下一次性床刷套,整理用物,做好记录

2. 为卧床病人更换被服

为卧床病人更换被服的方法见表 2-17。

表 2-17　　　　　　为卧床病人更换被服

操作步骤	操作说明
操作准备	(1) 护理员:衣帽整洁、洗手、戴口罩 (2) 用物:床刷、一次性床刷套、清洁大单、被套、枕套,必要时备清洁衣裤 (3) 关闭门窗,室温保持在 24~26 ℃
核对沟通	核对病人床号和姓名,沟通以取得病人及其家属同意

操作步骤	操作说明
大单更换	将椅子放在床尾，物品按使用顺序放在椅子上（先用的放在上面）；站在病人右侧，松开被尾及大单；协助病人翻身侧卧（背向护理员，见图2-16）；枕头移向远侧，松开近侧各层被单；将污被单向上卷入病人身下；床刷套上一次性床刷套，清扫褥垫上的渣屑（见图2-17）；取清洁大单，将其中线对齐床中线后展开大单，将远侧一半大单塞于病人身下，近侧一半大单平整铺于床褥上；协助病人翻身侧卧于清洁大单上（面朝护理员），将枕头移至近侧；转至对侧（病人左侧），松开各层被单；将污单向上卷并从病人身下取出，放在床尾架上或污衣袋内；清扫褥垫上的渣屑；拉出塞在病人身下的清洁大单，平整铺好（见图2-18）
被套更换	松开棉被，撤出棉胎，置于床尾（折叠棉被呈S形）；将清洁被套平铺于床上（在病人身上）；将棉胎装入被套；整理棉被，撤出（翻卷）污被套（见图2-19），放于床尾架上或污衣袋内；将棉被两侧内折成被筒
枕套更换	一手托起病人头颈部，另一手撤出枕头；在床尾更换枕套；同法将枕头放回病人头下（必要时，为病人更换衣裤）
整理记录	将污被单、衣裤送去清洗，开窗通风，做好记录

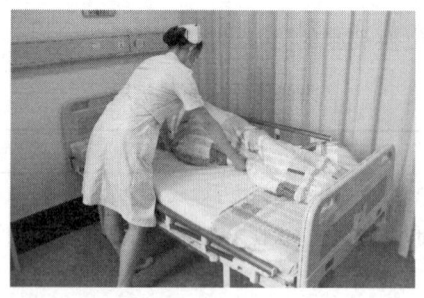

图2-16 协助病人翻身侧卧

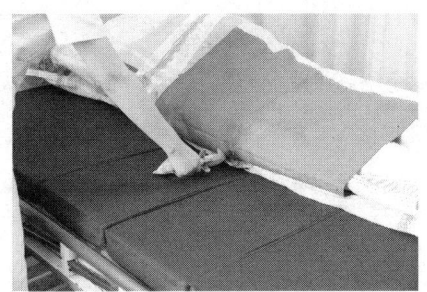

图 2-17　卷单清扫褥垫

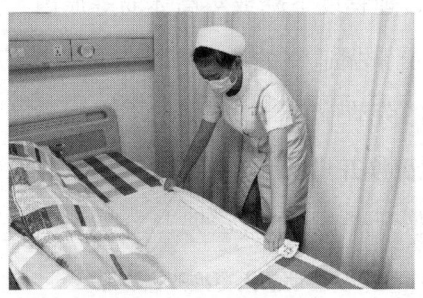

图 2-18　铺好大单

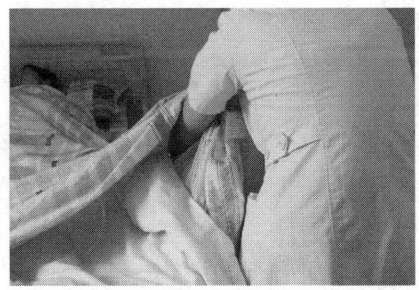

图 2-19　更换被套

> 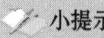 **小提示**
>
> 　　清扫床铺时，护理员动作应轻稳，对能够下床活动的病人应劝其暂时离开房间；对不能下床活动的病人应随时注意病人的安全与舒适，不要过多暴露病人身体并注意保暖，必要时可使用防护栏，防止发生坠床事故。

四、协助病人更换衣裤

有些病人因自理程度下降或年高体弱等原因，需要护理员协助更换衣裤。护理员掌握适宜的协助方法，可避免病人着凉或不适，同时可减轻照护的劳动强度。

1. 协助病人更换开襟衣服

协助病人更换开襟衣服的方法见表2-18。

表2-18　　　　　　　协助病人更换开襟衣服

操作步骤	操作说明
操作准备	（1）护理员：衣帽整洁、洗手、戴口罩 （2）用物：清洁上衣 （3）环境：关闭门窗，屏风遮挡
核对沟通	核对病人床号和姓名，沟通以取得病人及其家属同意
脱下上衣	掀开盖被，解开病人上衣纽扣；协助病人脱去一侧衣袖，并将上衣其余部分平整地掖于病人身下；从病人身体另一侧拉出上衣，脱下另一侧衣袖（见图2-20）
穿上上衣	掀开盖被，一手扶住病人肩部，另一手扶住髋部，协助病人翻身侧卧；穿好上侧（患侧）上衣的衣袖，并将其余部分平整地掖于病人身下；协助病人平卧，从病人身下拉出上衣，穿好另一侧（健侧）的衣袖；整理、拉平衣服，扣好纽扣
整理记录	整理病人衣物、床铺，做好记录

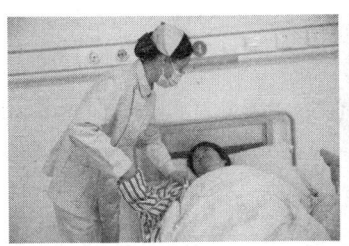
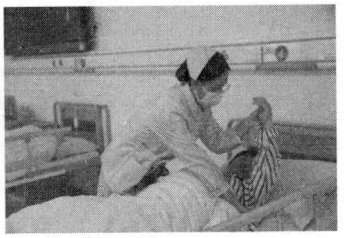

图 2-20 协助病人脱开襟上衣

2. 协助病人更换套头衣

协助病人更换套头衣的方法见表 2-19。

表 2-19　　　　　协助病人更换套头上衣

操作步骤	操作说明
操作准备	（1）护理员：衣帽整洁、洗手、戴口罩 （2）用物：清洁上衣 （3）环境：关闭门窗，屏风遮挡
核对沟通	核对病人床号和姓名，沟通以取得病人及其家属同意
脱套头衣	将衣服向上拉至病人胸部，协助病人上举手臂；脱去一侧衣袖（见图2-21），再脱另一侧衣袖；一手托起病人头颈部，另一手将衣服完全脱下
穿套头衣	辨清衣服前后面，将自己的手臂从衣服袖口处穿入；握住病人手腕，将衣袖轻轻向病人手臂上拉套；同法穿好另一侧衣袖；将衣领开口套入病人头部，整理、拉平衣服
整理记录	整理病人衣物、床铺，做好记录

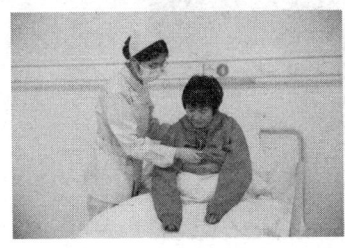
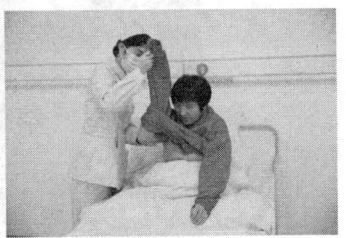

图 2-21　协助病人脱套头衣

> **小提示**
>
> 对于一侧肢体不灵活的病人,脱上衣时应先脱健侧衣袖,再脱头部,最后脱患侧衣袖。

3. 协助病人更换裤子

协助病人更换裤子的方法见表 2-20。

表 2-20　　　　　　协助病人更换裤子

操作步骤	操作说明
操作准备	（1）护理员：衣帽整洁、洗手、戴口罩 （2）用物：清洁裤子 （3）环境：关闭门窗,屏风遮挡
核对沟通	核对病人床号和姓名,沟通以取得病人及其家属同意
脱掉裤子	协助病人松开裤带、裤扣；一手托起病人腰骶部,另一手将病人裤腰向下脱至臀部以下；双手分别拉住两裤管口向下将裤子完全脱下
穿上裤子	将自己的左手臂从裤管口向上套入,轻握病人脚踝,右手将裤管向病人大腿方向拉入；同法穿好另一裤管；向上提拉裤腰至病人臀部（见图 2-22）；协助病人侧卧,将裤腰拉至病人腰部；协助病人平卧,系好裤扣、裤带
整理记录	整理病人裤子、床铺,做好记录

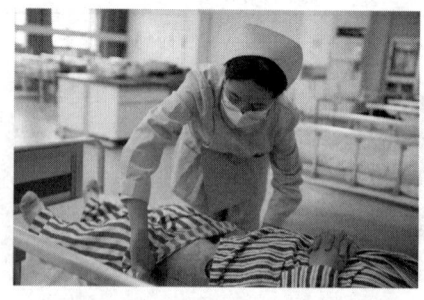

图 2-22　协助病人穿上裤子

> **小提示**
>
> 鼓励可自理或部分自理的病人自己更换衣裤。
>
> 协助病人更换衣裤时，要经常询问病人有无不适，避免过多翻动或长时间暴露病人身体，必要时使用屏风遮挡；室温以22～26℃为宜，以防病人受凉。
>
> 在衣服选择方面，要选择柔软、透气性好、合体的衣服，以棉质衣服为宜。

五、帮助病人清洁皮肤

护理员应根据病人的身体情况，通过协助其淋浴、盆浴、床上擦浴等，清除病人皮肤污垢，使其保持清洁舒适，提高皮肤抵抗力，预防感染的发生。其中，淋浴和盆浴适用于能自行完成沐浴过程的病人，护理员根据病人自理能力给予病人协助；床上擦浴适用于因病情较重、卧床、活动受限等无法自行沐浴的病人。

1. 淋浴

协助病人淋浴的方法见表2-21。

表2-21　　　　　　　　　　协助病人淋浴

操作步骤	操作说明
操作准备	（1）护理员：衣帽整洁、洗手、戴口罩 （2）用物：淋浴设施（水温约40℃）、毛巾、浴巾、浴液、洗发液、清洁衣裤、梳子、淋浴椅等 （3）环境：关闭门窗，浴室温度保持在24～26℃
核对沟通	核对病人床号和姓名，沟通以取得病人及其家属同意
协助入浴	携用物至浴室内，搀扶（或用轮椅运送）病人到浴室；调节水温至约40℃；协助病人脱去衣裤；搀扶病人坐在淋浴椅上

续表

操作步骤	操作说明
全身清洗	用洗发液为病人洗头，用浴液和清水洗净病人面部、耳后、颈部、双上肢、胸部、腹部、背臀部、双下肢、会阴部
更换衣裤	搀扶病人站起，用毛巾（或浴巾）尽快擦干其身体；让病人坐在椅子上，协助其更换清洁衣裤；搀扶（或用轮椅运送）病人回床休息，盖好盖被
整理记录	根据需要，给病人梳发、修剪指（趾）甲。整理用物、清洗病人衣物，做好记录

> **小提示**
>
> 浴室不要从内插门，以防发生意外时救助人员不能进入，可在门把手上悬挂示意标牌。
>
> 浴室地面应放置防滑垫，以防病人滑倒。
>
> 调节水温时，应先开冷水，后开热水，避免病人着凉或烫伤。
>
> 病人沐浴时间不可过长，水温不宜过热，以免发生头晕等不适。
>
> 沐浴应安排在饭后1小时，以免影响病人消化吸收。沐浴时应随时询问和观察病人的反应，如有不适，应立即停止。

2. 盆浴

协助病人盆浴的方法见表2-22。

表2-22　　　　　　　　协助病人盆浴

操作步骤	操作说明
操作准备	（1）护理员：衣帽整洁、洗手、戴口罩 （2）用物：浴盆设施（水温约40℃、水量1/2~2/3）、毛巾、浴巾、浴液、洗发液、清洁衣裤、梳子、座椅等 （3）环境：关闭门窗，浴室温度保持在24~26℃
核对沟通	核对病人床号和姓名，沟通以取得病人及其家属同意

续表

操作步骤	操作说明
协助入浴	携用物至浴盆旁，用手测试水温（手感觉温热不烫手为宜，或根据病人的习惯调整）；搀扶（或用轮椅运送）病人进入浴室；协助病人脱去衣裤；搀扶病人进入浴盆坐稳（需要时将病人抱入），叮嘱病人双手握扶手或盆沿
全身清洗	嘱病人闭眼，用水冲湿头发；涂擦洗发液，用指腹揉搓头发并按摩头皮（力量适中，揉搓方向由发际向头顶部）；用清水冲净头发；用浴液清洁病人身体，依顺序清洗面部、耳后、颈部、双上肢、胸部、腹部、背臀部、双下肢、会阴部；用清水洗净浴液
更换衣裤	搀扶病人站起，用毛巾（或浴巾）尽快擦干其身体；让病人坐在椅子上，协助其更换清洁衣裤；搀扶（或用轮椅运送）病人回床休息，盖好盖被
整理记录	根据需要，给病人梳发、修剪指（趾）甲。整理用物，清洗病人衣物，做好记录

3. 床上拭浴

协助病人床上拭浴的方法见表2-23。

表2-23　　　　　协助病人床上拭浴

操作步骤	操作说明
操作准备	（1）护理员：衣帽整洁、洗手、戴口罩 （2）用物：水盆（内盛40~45℃温水）、毛巾、小毛巾、浴巾、浴液、梳子、指甲剪、橡胶单、清洁衣裤、暖水瓶、污水桶等 （3）环境：关闭门窗，屏风遮挡，室内温度保持在24~26℃
核对沟通	核对病人床号和姓名，沟通以取得病人及其家属同意
面部擦洗	将浴巾铺于枕头上，毛巾盖在病人胸前；将小毛巾浸湿后拧干对折成四层（见图2-23），用小毛巾的四个角擦洗病人双眼；洗净小毛巾，将其包裹在自己手上；分别用浴液、清水擦拭病人额部、鼻部、两颊、耳后、颈部（额部由中间向左右擦洗，鼻部由上向下擦洗，面颊由鼻唇、下巴向左右面颊擦洗，颈部由中间向左右擦洗，每擦洗一部位后需清洗小毛巾）；洗净小毛巾，擦干病人脸上的水迹

续表

操作步骤	操作说明
手臂清洁	脱去病人一侧衣袖,暴露其手臂;将浴巾铺于病人的手臂下;浸湿小毛巾,将其包裹在自己手上;分别用浴液、清水由前臂向上臂擦拭;洗毕用浴巾擦干,为病人清洗手部
胸部清洁	将病人盖被向下折叠,暴露胸部;用浴巾遮盖胸部;浸湿小毛巾,将其包裹在自己手上;分别用浴液、清水由病人颈部向下擦拭胸部及两侧;擦净皮肤皱褶处(如腋窝、乳房下垂部位),擦洗中注意及时打开与遮盖浴巾,以保护病人隐私和避免受凉
腹部清洁	将病人盖被向下折至大腿上部,用浴巾遮盖胸腹部;浸湿小毛巾,将其包裹在自己手上;分别用浴液、清水由病人上腹部向下腹部擦拭;擦净肚脐皱褶处,擦洗中注意及时打开与遮盖浴巾,以保护病人隐私和避免受凉
背臀部清洁	协助病人翻身侧卧(背向护理员);将背部一侧盖被向上折,暴露背部及臀部,将浴巾铺于背、臀下;浸湿小毛巾,将其包裹在自己手上;分别用浴液、清水由病人腰骶部螺旋形向上擦洗至肩部(见图2-24);擦洗臀部;用浴巾擦干背臀部;更换上衣
下肢清洁	协助病人平卧,暴露双腿,用浴巾遮盖一侧下肢,使另一侧下肢屈膝;浸湿小毛巾,将其包裹在自己手上,另一手扶住病人屈膝下肢的踝部,使其固定;分别用浴液、清水由病人小腿向大腿方向擦洗;用浴巾擦干;同法擦洗另一侧下肢
足部清洁	扶助病人仰卧屈膝(膝下可垫枕头),在其足下铺橡胶单和浴巾;更换水盆,将病人双足轻放于水中,浸泡、洗净(见图2-25);洗后将双足放在浴巾上,撤去水盆,擦干双足;整理用物
会阴清洁	对于能自理的病人,将湿毛巾递给病人,叮嘱其由会阴上部向下至肛门部擦洗;对于不能自理的病人,男性病人可由他人协助擦洗,女性病人可用会阴清洁法协助其清洁
整理记录	根据需要,给病人梳发、修剪指(趾)甲。整理床单位(见图2-26)、病人衣物,为病人盖好盖被,开窗通风,做好记录

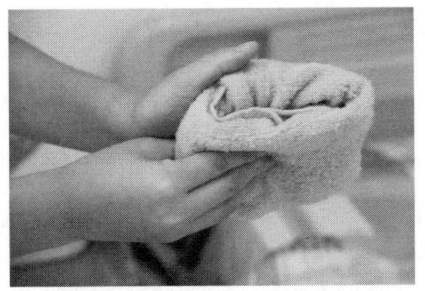

图 2-23　将小毛巾对折成四层

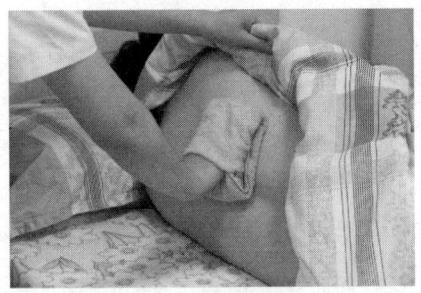

图 2-24　擦洗全背

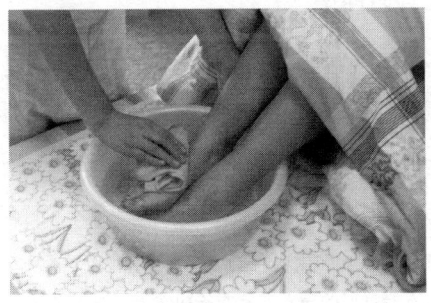

图 2-25　足部清洁

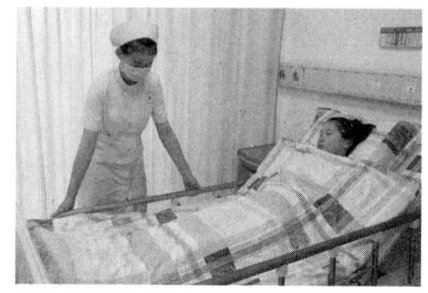

图 2-26　整理床单位

> **小提示**
>
> 　　拭浴中应注意尽量减少对病人的翻动，操作动作要敏捷、轻柔，要随时遮盖病人身体暴露部位，及时调整水温，更换热水，以防着凉。
>
> 　　注意清洗足部、会阴部时要分别更换专用的水盆和毛巾。
>
> 　　拭浴中应经常与病人沟通，注意观察病人反应，如病人出现寒战、面色苍白等情况，要立即停止拭浴，让病人休息并注意保暖。

4. 女性病人会阴冲洗

协助女性病人冲洗会阴的方法见表 2-24。

表 2-24　　　　　　协助女性病人冲洗会阴

操作步骤	操作说明
操作准备	（1）护理员：衣帽整洁、洗手、戴口罩 （2）用物：水盆（内盛约 42 ℃ 温水）、橡胶单、中单（或一次性尿垫）、毛巾；对不能自理的病人需要准备冲洗壶（内盛温水）、清洁衣裤和被单、浴巾、便盆等 （3）环境：关闭门窗，屏风遮挡，室内温度保持在 24～26 ℃
核对沟通	核对病人床号和姓名，沟通以取得病人及其家属同意

续表

操作步骤	操作说明
安置体位	掀开盖被，被尾向上折叠，协助病人脱下一侧裤腿，使其取仰卧屈膝位，在腿部盖浴巾
铺单冲洗	在病人臀下铺橡胶单、中单（或一次性尿垫）；一手托起骶尾部，另一手将便盆放在臀下；一手用毛巾（或镊子夹持棉球）分开阴唇，另一手持冲洗壶自上而下冲洗会阴（或用毛巾清洗，见图2-27）。
擦干撤单	冲洗干净后用毛巾擦干，撤去便盆、橡胶单，为病人穿好裤子
整理记录	整理床单位，做好记录

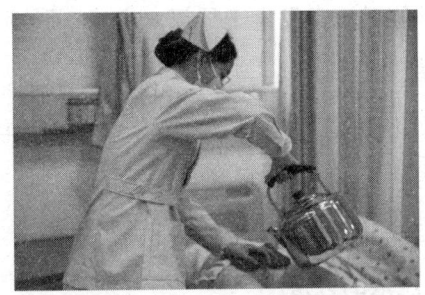

图 2-27 女性病人会阴冲洗

> **小提示**
>
> 鼓励能自理的病人自己清洗会阴部，对不能自理的病人给予会阴冲洗。
> 冲洗时不可过多暴露病人身体并注意病人的保暖，操作动作轻稳，不可将冲洗液流至病人的腹部或被褥上，如被褥有污染应及时更换。

六、预防压疮

压疮也称压力性溃疡，是身体局部组织长期受压后，血液循环障碍导致的组织持续缺血、缺氧甚至坏死。

1. 发生压疮的高危人群及易发部位

（1）压疮高危人群

1）昏迷病人、瘫痪病人。

2）营养不良、低蛋白血症、水肿、石膏固定、大小便失禁等病人。

（2）压疮易发部位

1）病人仰卧位时，常发生于枕骨粗隆、肩胛部、肘部、骶尾部、足跟部。

2）病人侧卧位时，常发生于耳部、肩峰、肘部、髋部、膝关节的内外侧、内外踝处。

3）病人俯卧位时，常发生于面颊、耳郭、肩部、乳房（女性）、生殖器（男性）、膝部、足趾。

4）病人坐位时，常发生于坐骨结节。

2. 预防发生压疮的方法

（1）避免局部组织长期受压和摩擦

1）勤翻身病人。每2小时翻身一次，必要时每1小时翻身一次，建立翻身记录卡；可采用自动翻身床或电动防压疮气垫床。

2）保护病人骨隆突处。身体空隙处垫软枕或海绵。

3）正确使用石膏及夹板固定病人。石膏、夹板包扎松紧适宜；石膏内衬垫平整柔软、厚薄适度；石膏未硬时禁用手指托扶；密切观察肢端皮肤颜色、温度等。

（2）避免摩擦力和剪切力

1）翻身时应抬起身体，避免拖、拉、推，以防擦破皮肤。

2）半卧位时注意防止身体下滑。

3）使用便器时，不可硬塞、硬拉，必要时可在便器边缘垫软纸或撒滑石粉。

(3) 避免潮湿刺激

1）及时清理病人排泄物。

2）床铺保持干燥、无屑。

3）勤更换衣物，不可让病人直接睡在橡胶单上。

(4) 促进局部血液循环

1）全背按摩。协助病人俯卧或侧卧，温水擦洗后，蘸50%乙醇或润滑剂进行按摩。

2）局部按摩。手掌蘸50%乙醇或润滑剂，用大小鱼际紧贴病人皮肤做向心方向按摩，力量由轻到重，再由重到轻，每次3~5分钟。

3）红外线灯照射。

(5) 增进营养摄入。给予病人高蛋白、高维生素饮食以及富含锌元素的食物，使其摄入充足水分，防止皮肤过于干燥。

3. 背部皮肤护理

对抵抗力低于常人的病人而言，进行背部皮肤的清洁和按摩，可有效促进血液循环，预防压疮。背部皮肤护理的方法见表2-25。

表2-25　　　　　　　　背部皮肤护理

操作步骤	操作说明
操作准备	(1) 护理员：衣帽整洁、洗手、戴口罩 (2) 用物：水盆（内盛约50 ℃温水）、浴巾、毛巾、50%乙醇、润肤霜、清洁衣裤等 (3) 环境：关闭门窗，屏风遮挡，室内温度保持在24~26 ℃

续表

操作步骤	操作说明
核对沟通	核对病人床号和姓名,沟通以取得病人及其家属同意
背部检查	协助病人取俯卧位或侧卧位,身体靠床沿,露出背部;观察受压部位情况(见图2-28);将浴巾铺于病人背部
清洗背部	测试水温;浸湿毛巾,包裹在自己手上,依次擦洗颈部、肩部、背部、臀部;盖好浴巾
按摩背部	双手蘸取50%乙醇按摩病人背部,从尾骶部开始,沿脊柱两侧向上按摩(见图2-29),再以环形动作向下按摩腰部、骶尾部,接下来用拇指指腹从尾骶部开始沿脊柱按摩至第七颈椎,按摩5~10分钟
擦干穿衣	按摩后用浴巾擦干病人背部,涂上润肤霜,撤掉浴巾,帮助病人穿好衣物
整理记录	整理床单位,做好记录

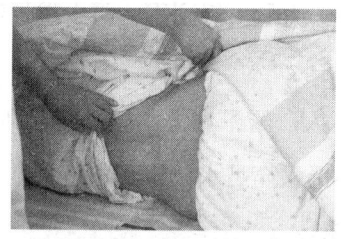

图2-28 背部检查

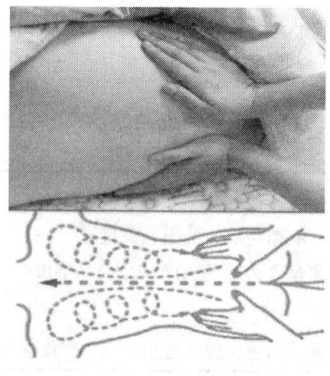

图2-29 按摩背部

> **小提示**
>
> 擦洗按摩过程中注意保暖。
>
> 背部术后或者肋骨骨折的病人禁止按摩。
>
> 按摩时注意观察病人面色，可与病人进行沟通，询问其是否舒适。

模块六　出入院照护

一、入院前准备

病人在门诊或急诊科（室）就诊后，经医生诊断，确定需住院治疗时，需要办理入院手续。护理员应协助护士做好病人入院前的准备工作。

1. 协助卫生处置。一般病人，沐浴、更衣；传染病病人，进行隔离；病人有头虱，进行灭虱；危重病人或即将分娩者，酌情免浴。

2. 协助住院处护理人员护送病人入病区。能步行的病人，由家属陪伴或由护理人员护送至病区；不能步行的病人，要根据病情用轮椅或平车护送病人入病区。护送时应注意病人的安全和保暖，并保证必要治疗的连续性；护送有外伤的病人时应注意卧位，避免加重损伤。

3. 协助护士准备病床。对于一般病人，将备用床改为暂空床，对于危重病人，加铺一次性中单；对于急诊手术后病人，铺好麻醉床。

4. 准备床单位用物，如热水瓶、脸盆、痰杯等。

5. 协助护士为病人测量体温、脉搏、呼吸、血压。

6. 为能站立的病人测量身高、体重。

7. 介绍病区环境、床单位及其设备使用方法。

8. 协助护士指导病人了解大小便等常规标本的留取方法、时间及注意事项。

二、出院后处置

病人经过住院治疗和护理,病情好转或痊愈,可以出院时,护理员需协助护士为病人做好出院护理,办理出院手续,对已出院病人用过的一切物品进行清洁消毒,重新布置床单位,准备迎接新病人。具体内容如下:

1. 在病人离开病房后再整理床单位,避免引起病人心理不适。

2. 撤除病床上的脏污被服,放入污衣袋,由洗衣房收回,洗衣房会根据病人疾病种类决定清洗、消毒方法。

3. 将床垫、被褥、棉胎、枕芯用紫外线灯照射、臭氧机消毒或在日光下暴晒。

4. 用消毒液擦拭床及床旁桌、椅;用消毒液浸泡非一次性脸盆、痰杯等物品。

5. 传染病病人出院后,按终末消毒法处理其床单位及病房。

6. 病房开窗通风。

7. 铺好备用床,准备接收新病人。

第3单元 技术照护

模块一 预防院内感染技术

医院内病人较集中，病原微生物易于传播，病人与病人之间、病人和护理员之间都可能发生交叉感染。护理员掌握预防院内感染的相关技术可提高照护安全性。

一、护理员个人卫生要求

1. 工作时统一着工作服，佩戴工作牌，衣帽整洁，保证穿着舒适、便于操作、活动自如。禁止穿工作服进出非医疗场所，如食堂、超市等。

2. 可化淡妆上岗，但不可浓妆艳抹；不可佩戴戒指和过长的耳环等影响护理操作的饰物；应经常修剪指甲，不留长指甲，不染彩色指甲。

3. 短发者头发以在颈部之上为宜；长发者工作时应将头发梳成发辫，并将其盘在头上，也可用工作帽或发网遮盖头发；刘海不过眉。

4. 上岗前不宜吃韭菜、蒜等有强烈刺激味道的食物，不宜在护理站、治疗室、办公室、走廊、大厅等场所吃食物。

5. 勤洗澡，勤换衣，注意个人清洁卫生。

二、口罩的使用

在为病人进行近距离照护或发生流感等呼吸道传播的疾病时，病人、护理员均应正确佩戴口罩，并及时更换。口罩的使用方法见表3-1。

表3-1　　　　　　　　　口罩的使用

操作步骤	操作说明
戴口罩	洗手后取出清洁的口罩，有颜色的一面朝外，有金属条的一边向上；将口罩完全罩住口、鼻及下颌；将双手食指指尖放在金属鼻夹上，从中间开始分别向两侧移动，根据鼻梁的形状塑造鼻夹（见图3-1）
摘口罩	不要接触口罩外面（污染面）；如有系带，先解开下面的系带，再解上面的系带；手捏口罩的系带丢入医疗废物容器

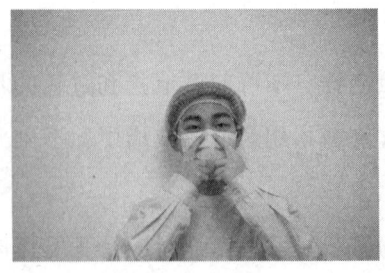 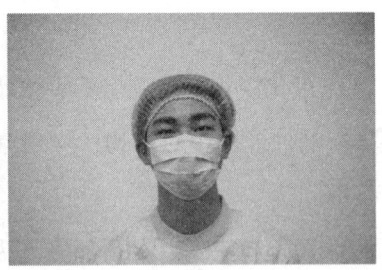

图3-1　戴口罩

> 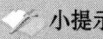 **小提示**
>
> 口罩挂耳的松紧要合适,塑造鼻夹时不可只用一只手。
>
> 戴口罩前后均应洗手,不可用污染的手触摸口罩,口罩潮湿或被污染时应及时更换。
>
> 一般口罩使用不宜超过4小时,呼吸道飞沫传播的病人用后应立即更换。

> 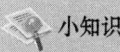 **小知识**
>
> **防护口罩的佩戴方法**
>
> 1. 一手托住防护口罩,有鼻夹的一面朝外。
> 2. 将防护口罩罩住口、鼻及下颌,鼻夹部位向上紧贴面部。
> 3. 另一手将下方系带拉过头顶,放在颈后两耳下。
> 4. 将上方系带拉至头顶中部。
> 5. 将双手食指尖放在金属鼻夹上,向内按鼻夹,并从中间开始分别向两侧移动按压,根据鼻梁的形状塑造鼻夹。

三、洗手的要求

洗手是预防交叉感染最简单、最有效的措施,可消除手部皮肤上的污垢、碎屑以及部分致病菌。

1. 七步洗手法

使用流动水充分浸湿双手(采用免水洗洗手液时不需要),取适量洗手液均匀涂抹至整个手掌、手背、手指和指缝,认真揉搓双手,保证洗手液停留15秒。具体步骤如图3-2所示。

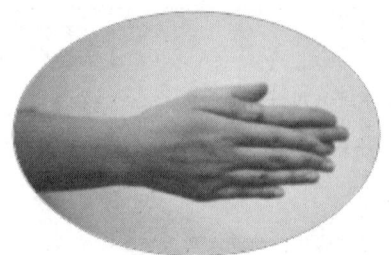

第一步：掌心相对，手指并拢，相互揉搓

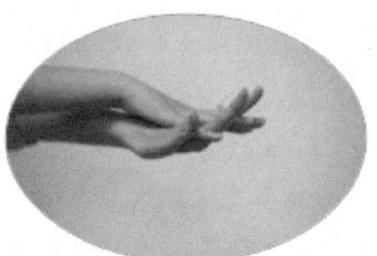

第二步：手心对手背沿指缝相互揉搓，交换进行

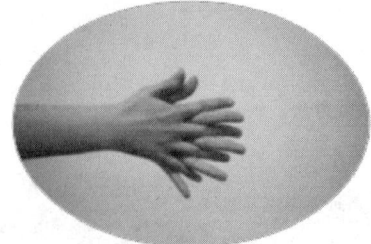

第三步：掌心相对，双手交叉，指缝相互揉搓

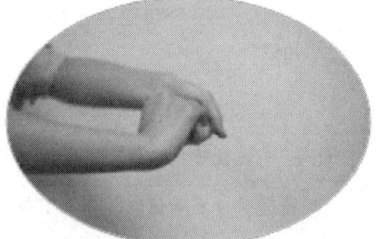

第四步：弯曲手指在另一手掌心旋转揉搓，交换进行

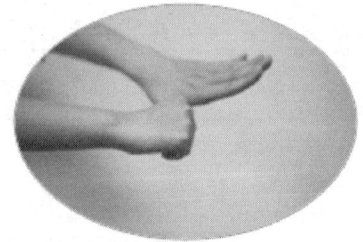

第五步：右手握住左手拇指旋转揉搓，交换进行

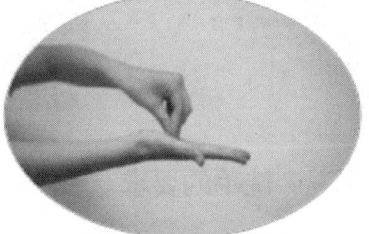

第六步：并拢五指指尖放在另一手掌心旋转揉搓，交换进行

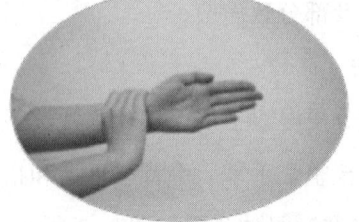

第七步：旋转式擦洗手腕，交替进行

图 3-2 七步洗手法

2. 洗手时机

（1）处理药物或配餐前。

（2）接触病人前后，接触病人周围环境及物品后。

（3）手部有血液或其他体液等肉眼能看见的污染时。

（4）接触病人的黏膜、破损皮肤或伤口前后。

（5）接触病人的体液、血液、分泌物、排泄物、伤口敷料等之后。

（6）进行无菌操作或接触清洁、无菌物品前。

四、手套的使用

1. 应根据操作需要选择合适种类和规格的手套。

2. 接触病人的血液、体液、分泌物、排泄物、呕吐物及污染物品时，应使用清洁手套。

3. 进行无菌操作或接触病人的破损皮肤、黏膜时，应使用无菌手套。

4. 一次性手套应一次性使用。

五、常用消毒法

1. 紫外线灯管消毒法

紫外线灯管是低压汞石英灯管，如图 3-3 所示，通电后，汞汽化放出紫外线，经 5~7 分钟，空气中的氧气电离产生臭氧，可增强杀菌作用。紫外线灯管消毒法适用于空气消毒和物品消毒，使用方法见表 3-2。

表 3-2　　　　　　　　紫外线灯管消毒法

适用范围	使用方法
空气消毒	每 10 m² 安装 30 W 紫外线灯管一支，使有效距离不超过 2 m，照射 30~60 分钟
物品消毒	选用 30 W 紫外线灯管，照射时将物品摊开或挂起以减少遮挡，保证有效距离在 25~60 cm 之间，定时翻动物品，使每面照射 20~30 分钟（见图 3-3）

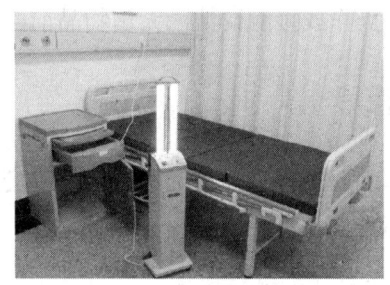

图 3-3　紫外线灯管

紫外线灯管消毒法的注意事项如下。

（1）消毒前做好室内清洁工作，关闭门窗，室内温度维持在 20~40 ℃，相对湿度保持在 40%~60%。灯亮后 5~7 分钟开始计时，照射后开窗通风 30 分钟左右。

（2）尽量在无人状态下进行消毒。若病人不能离床，则应为其戴墨镜，并将裸露部位皮肤用床单遮盖。

（3）开启紫外线灯时，护理员不要直视灯管，避免对眼睛的损伤。

（4）保持灯管清洁，至少每两周用无水乙醇擦拭一次灯管表面。

（5）定期检测灯管照射强度，监测灭菌效果。

2. 化学消毒灭菌法

化学消毒灭菌法是指利用化学消毒剂杀灭病原微生物的方法。护理员知晓常用化学消毒剂的使用方法，可以降低化学消毒剂对自身的污染，避免职业损伤的危害。常用化学消毒剂的使用方法见表3-3。

表3-3　　　　　　　　常用化学消毒剂的使用方法

名称	作用	用途	使用注意事项
过氧乙酸	灭菌剂	（1）0.2%溶液：物体表面消毒 （2）0.5%溶液：消毒体温计 （3）0.5%~1.0%溶液：消毒传染病病人使用及被血液、体液污染的物品及引流物	（1）稀释液现配现用，每日更换 （2）对金属有腐蚀作用，对织物有漂白作用，浸泡后需及时冲洗 （3）不可用于地面消毒，过氧乙酸对大理石和水磨石等材料地面有明显破坏作用，切忌用其水溶液擦拭地面 （4）配制溶液时戴手套等防护用具，防止浓溶液直接接触皮肤、黏膜或溅入眼内，一旦接触应立即用清水冲洗
含氯消毒剂	高效（高水平）消毒剂	（1）500~1 000 mg/L有效氯：消毒物体表面、医疗用品等 （2）1 000~2 000 mg/L有效氯：消毒被病人血液及排泄物污染的物品	（1）有一定的腐蚀性，浓度高时对皮肤、黏膜有刺激性，使用过程中护理员应戴防护镜、帽子、口罩、乳胶手套，如溅入眼内一定要及时用清水冲洗 （2）配制溶液时要力求准确，使配制成的消毒液浓度达到标准 （3）有一定的漂白作用 （4）水溶液不稳定，使用时要现用现配 （5）使用中要保证足够的作用时间
乙醇	中效（中水平）消毒剂	（1）95%溶液：擦拭紫外线灯管，燃烧法灭菌 （2）70%~75%溶液：皮肤消毒与脱碘、碘过敏者外科洗手消毒	（1）易挥发，需加盖保存、定期测试，保持有效浓度不低于70% （2）有刺激性，不宜用于皮肤、黏膜及创面消毒 （3）易燃，忌明火，宜保存于阴凉处

模块二 冷热疗照护

冷热疗是常用的物理治疗方法，利用低于或高于人体温度的物质作用于人体表面，从而改变机体的血液循环和新陈代谢，达到治疗目的。护理员在对病人进行冷热疗照护时，应及时观察病人局部或全身对冷、热的反应，确保病人安全。

一、冷疗与热疗的作用

冷疗与热疗的作用见表 3-4。

表 3-4　　　　　　　　　冷疗与热疗的作用

照护方法		冷疗	热疗
作用	控制炎症扩散 用于炎症早期，毛细血管收缩，局部血流减慢，降低细菌活力及细胞新陈代谢速率		促进炎症消散局限 炎症早期用热疗，可促进炎性渗出物吸收消散；炎症后期用热疗，可促进炎症局限。如踝关节扭伤 48 小时后，用热湿敷促进组织瘀血吸收、水肿消散
	减轻局部充血出血 常用于扁桃体摘除术后、鼻出血、软组织损伤早期（48 小时内）		减轻深部组织充血 扩张体表血管，增加皮肤血流量，促进全身血流量重新分布，相对减轻深部组织充血
	减轻疼痛 减轻由于组织充血、水肿压迫神经末梢而导致的疼痛，常用于牙疼、烫伤、软组织损伤早期		减轻疼痛 增强结缔组织伸展性、减轻肌肉痉挛、僵硬症状，降低痛觉神经兴奋性，促进炎性水肿消散，解除对神经末梢的压力，从而缓解疼痛，常用于腰肌劳损、颈椎姿势性劳损等病人

续表

照护方法	冷疗	热疗
作用	**降温** 低温物品接触皮肤，传导散热，降低体温，常用于高热、中暑等病人；对于脑外伤、脑缺氧病人，头部用冷，可降低脑组织代谢和耗氧量，提高对缺氧的耐受性	**保暖** 扩张血管，促进血液循环，使病人感到温暖舒适，常用于年老体弱者、早产儿、末梢循环不良者

二、冷疗的禁忌证

1. 病人血液循环明显不良、皮肤麻木、颜色青紫时不宜用冷。

2. 病人有慢性炎症或深部有化脓性病灶时不宜用冷敷。

3. 对冷过敏、心脏病、昏迷、感觉异常及体质虚弱的病人应慎用冷。

4. 用冷的禁忌部位如下。

（1）枕后、耳郭、阴囊处：用冷易引起冻伤。

（2）心前区：用冷易引起反射性心率减慢、心律不齐。

（3）腹部：用冷易引起腹痛、腹泻。

（4）足底：用冷易引起冠状动脉收缩。

三、常用冷疗技术

1. 使用冰袋

冰袋具有降温、镇痛、止血、局部消肿、抑制炎症的作用，使用冰袋的方法见表3-5。

表 3-5　　　　　　　　　冰袋的使用

操作步骤	操作说明
操作准备	（1）护理员：衣帽整洁、洗手、戴口罩 （2）用物：冰袋、布套、冰块、脸盆、木槌、帆布袋、冷水等
备冰装袋	将冰块放入帆布袋，用木槌敲碎；将敲碎的冰块放入脸盆，倒入冷水冲去棱角；装冰入袋至冰袋的1/2~2/3满（见图3-4）；排气，夹紧袋口并擦干；倒提检查，确认无漏水后套上布套
核对沟通	核对病人床号和姓名，沟通以取得病人及其家属同意
放置冰袋	将冰袋置于病人需冷敷部位，如高热降温时，冰袋放于前额头顶部（见图3-5）或体表大血管经过处（颈部两侧、腋窝、腹股沟等）
观察效果	用冷期间询问病人的感觉，观察病人局部皮肤颜色、冰袋情况，用冷约30分钟后，取下冰袋
整理记录	帮助病人取舒适卧位，整理床单位；将冰袋倒空，倒挂晾干，吹入少量空气后旋紧盖子备用；洗手，记录

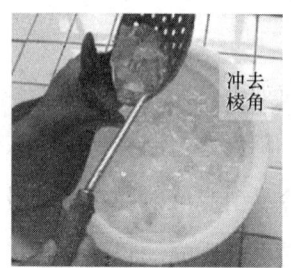

图 3-4　备冰装袋

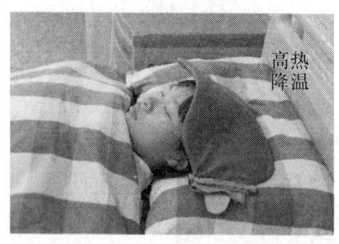

图 3-5　放置冰袋

> **小提示**
>
> 随时观察冰袋有无漏水、冰块是否融化,以便及时更换;日常生活中也可以将袋装豆奶等放入冰箱,待其冻成冰块后用毛巾包好作冰袋使用。
>
> 发现病人局部皮肤发紫、有麻木感时,立即停用冰袋以防止病人冻伤。
>
> 高热降温者,冷敷30分钟后需测体温,当体温降至39℃以下时,取下冰袋。

2. 乙醇拭浴法

为高热病人降温可采用乙醇拭浴法,见表3-6。

表3-6   乙醇拭浴法

操作步骤	操作说明
操作准备	(1) 护理员:衣帽整洁、洗手、戴口罩 (2) 用物:水盆(内盛30 ℃、25%~35%乙醇200~300 mL)、小毛巾2块、大毛巾、热水袋及布套、冰袋及布套、清洁衣裤
核对沟通	核对病人床号和姓名,沟通以取得病人及其家属同意
安置体位	帮助病人取舒适卧位,头部放冰袋,足底放热水袋
垫巾拭浴	在拍拭部位下垫大毛巾,将小毛巾拧至半干,包裹于手掌呈手套状,以离心方向拍拭每侧部位3分钟,顺序如下: (1) 双上肢:颈外侧→肩→上臂外侧→前臂外侧→手背,侧胸→腋窝→上臂内侧→肘窝→前臂内侧→掌心(见图3-6) (2) 背部:背部→腰部→臀部(见图3-7) (3) 双下肢:髋部→下肢外侧→足背,腹股沟→下肢内侧→内踝,股下→腘窝→足跟(见图3-8)
观察反应	拍拭时随时观察病人反应,若病人出现面色苍白、寒战等异常应立即停止拍拭并予以处理
整理记录	拍拭完毕,取下热水袋;帮助病人取舒适卧位,清理用物;洗手,记录

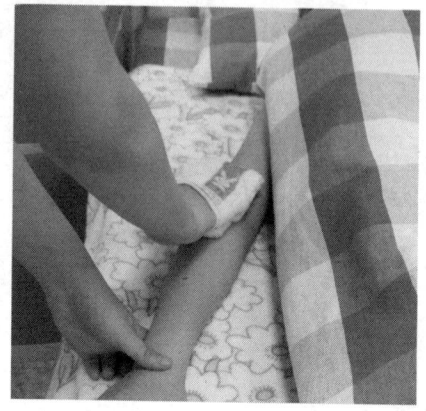

图 3-6　拍拭双上肢

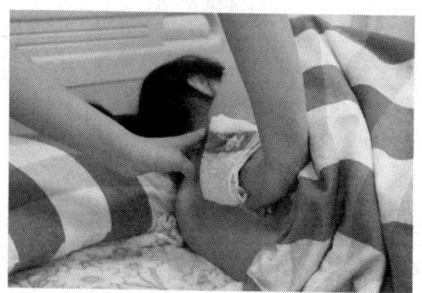

图 3-7　拍拭背部

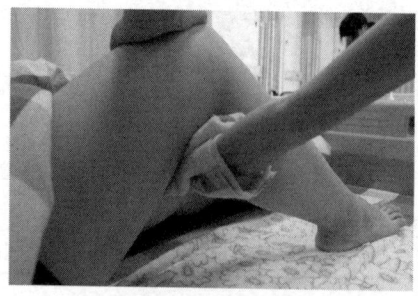

图 3-8　拍拭双下肢

> **小提示**
>
> 在体表大血管处（如腋窝、肘窝、掌心、腹股沟、腘窝等），应稍用力并延长拍拭时间，以促进散热。
>
> 不可拍拭后颈部、胸前区、腹部、足底，以免引起病人不良反应。新生儿及患血液病者高热时禁用乙醇拭浴。
>
> 高热降温者，拭浴30分钟后需测体温，当体温降至39 ℃以下时，取下头部冰袋。

四、热疗的禁忌证

1. 急腹症未明确诊断前，用热虽可以减轻疼痛，但易掩盖病情真相，贻误诊断和治疗。

2. 面部危险三角区感染时，由于该区域血管丰富且无静脉瓣，与颅内海绵窦相通，用热可造成颅内感染或败血症。

3. 软组织损伤48小时内用热会扩张局部血管，加重皮下出血和肿胀，加剧疼痛。

4. 各种脏器内出血时，用热会加重脏器出血。

5. 对于感觉功能损伤、意识不清的病人，用热不慎可能会造成烫伤，需慎用热疗。

五、常用热疗技术

1. 使用热水袋

热水袋具有保暖、解痉、镇痛、舒适等作用，使用热水袋的方法见表3-7。

表 3-7　　　　　　　　　热水袋的使用

操作步骤	操作说明
操作准备	（1）护理员：衣帽整洁、洗手、戴口罩 （2）用物：热水袋及布套、水温计、水壶、热水、毛巾
灌热水袋	检查热水袋有无破损，塞子能否旋紧，调节水温至60~70℃；放平热水袋，一手提袋口边缘，另一手灌水，边灌边提高热水袋至1/2~2/3满（见图3-9）；逐渐放平热水袋排气，旋紧塞子，擦干倒提，检查无漏水后装入布套
核对沟通	核对病人床号和姓名，沟通以取得病人及其家属同意
放置热水袋	将热水袋放置于病人需热敷部位，袋口朝向病人身体外侧（见图3-10）
观察效果	用热期间询问病人的感觉，观察病人局部皮肤颜色、热水袋情况，用于治疗不超过30分钟，用于保暖可持续使用，用毕取下热水袋
整理记录	帮助病人取舒适卧位，整理床单位；将热水袋倒空，倒挂晾干，吹入少量空气后旋紧塞子备用；洗手，记录

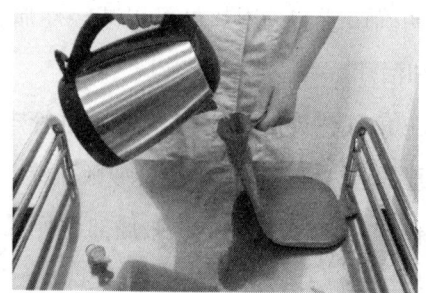

图 3-9　灌热水袋

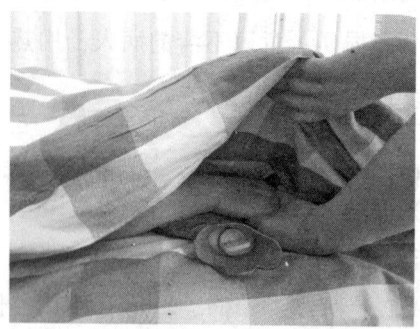

图 3-10　放置热水袋

> **小提示**
>
> 意识不清、麻醉未清醒、感觉迟钝的病人或老年人、婴幼儿，使用热水袋时水温应不高于50℃，且需再包一块大毛巾或放于两层毯子之间，并定时检查局部皮肤，以防烫伤。
>
> 如发现皮肤潮红或有疼痛等反应，需立即停用热水袋，局部涂凡士林以保护皮肤。

2. 使用烤灯

烤灯照射具有保暖、解痉、镇痛等作用，并能促进创面干燥与结痂，利于肉芽组织生长。使用烤灯的方法见表3-8。

表3-8　　　　　　　　烤灯的使用

操作步骤	操作说明
操作准备	(1) 护理员：衣帽整洁、洗手、戴口罩 (2) 用物：烤灯，必要时备有色眼镜或湿纱布
核对沟通	核对病人床号和姓名，沟通以取得病人及其家属同意
暴露照射	帮助病人取舒适卧位，暴露患处，必要时用屏风遮挡；将烤灯对准治疗部位，调节灯距为30~50 cm，用手试温感觉温热即可照射（见图3-11）
观察效果	照射时间20~30分钟，随时观察病人反应
整理记录	照射完毕，关闭开关；协助病人穿好衣服，整理床单位；洗手，记录

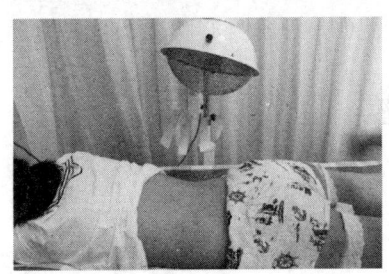

图3-11　烤灯照射

> **小提示**
>
> 照射时观察病人局部皮肤，若皮肤出现桃红色均匀红斑则温度合适，若皮肤出现紫红色则应立即停止照射，并涂上凡士林以保护皮肤。
>
> 照射后，应让病人休息15分钟再外出，防止感冒。

> **小知识**
>
> 继 发 效 应
>
> 持续用冷或用热超过一定时间产生的与生理反应相反的作用，称为继发效应，是一种机体避免长时间用冷或用热对组织的损伤而产生的防御反应。因此，冷、热疗以20~30分钟为宜，如要反复使用，中间需间隔60分钟，让组织有一个复原过程，防止继发效应。

模块三　测量生命体征

生命体征是体温、脉搏、呼吸、血压等的总称，是机体内在活动的一种客观反映，也是评价身心状况的重要指标。

一、测量体温

1. 测量方法

体温的测量方法见表3-9。

表 3-9　　　　　　　　　　体温的测量方法

操作步骤	操作说明
操作准备	(1) 护理员：衣帽整洁、洗手、戴口罩 (2) 用物：记录本、笔、有秒针的表、体温计 1 支（置于容器内）、盛有消毒液的容器、纱布
核对沟通	核对病人床号和姓名，沟通以取得病人及其家属的同意；了解测量部位情况、半小时内有无进行影响测量准确性的活动等
测量体温 （三选一）	**口腔测温：** 将口腔体温计斜置于病人舌系带一侧的舌下热窝处，此处靠近舌动脉，是口腔中温度最高的部位（见图 3-12）；嘱病人紧闭双唇用鼻呼吸，不用牙咬，可以用手托住玻璃管，测量 3 分钟。此方法最方便，但易引起交叉感染 **腋下测温：** 擦干腋下汗液，将腋下体温计的水银端紧贴腋窝深处皮肤，嘱病人屈臂过胸夹紧（见图 3-13），测量 5~10 分钟。此方法安全、易接受，但准确性不高 **直肠测温：** 协助病人取仰卧位或侧卧位，暴露肛门，将已润滑前端的肛门体温计轻轻插入肛门内 3~4 cm，固定肛表测量 3 分钟（见图 3-14）；操作完毕用卫生纸擦净肛周。此方法准确，但不方便，适用于婴幼儿、精神异常及意识不清者
记录整理	取出体温计，用消毒纱布擦净（肛门体温计需先用卫生纸擦拭）；平视读数（见图 3-15）；酌情告知病人测量结果并记录，整理床单位，安置病人舒适卧位

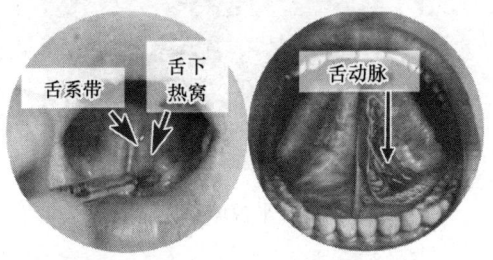

图 3-12　口腔测温

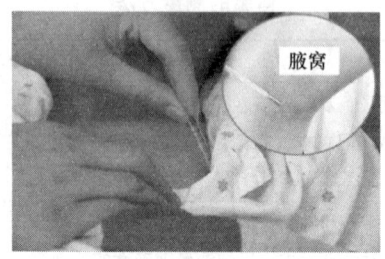

图 3-13　腋下测温

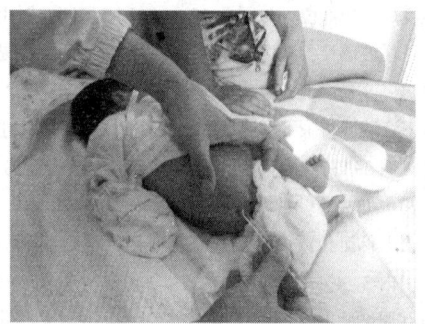

图 3-14　直肠测温

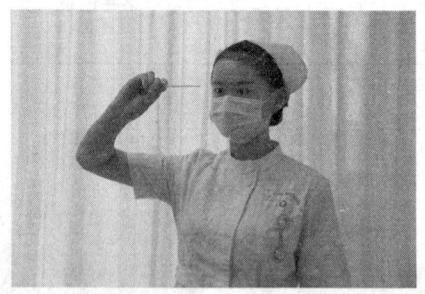

图 3-15　平视体温计读数

小提示

测量体温前需清点体温计数量,检查体温计读数是否在35℃以下。

定期检查体温计,发现水银柱自动下降、玻璃管有裂缝、温度相差≥0.2℃时则不能再使用。

精神异常、昏迷、口腔疾患、行口鼻手术的病人不宜测量口温。进食或面颊部做冷、热敷的病人,应在30分钟后测量口温。

直肠测温主要用于昏迷与无法合作的病人。直肠手术后、腹泻、直肠有疾患时禁用,坐浴或灌肠30分钟后方可测直肠温度。

口腔测温时若病人不慎咬破体温计,应将情况汇报医护人员并立即清除病人口腔内玻璃碎屑,再口服牛奶或蛋清,还可酌情食用粗纤维食物。

体温计消毒时可先用0.5%~1%过氧乙酸等消毒液浸泡5分钟,取出用清水冲洗干净,用离心机将体温计读数甩至35℃以下,再放入另一消毒液中浸泡30分钟,取出冲洗干净,用消毒纱布擦干备用。

小知识

红外线测温仪

红外线测温仪的工作原理是将物体发射的红外线辐射能转变成电信号,从而测定物体的温度。红外线测温具有快速、安全、减少传染概率的特点,可测量额头、耳、手心、脸等部位的温度。因耳道内部的温度接近人体内部温度且受影响较小,故耳道红外测温较体表测温准确率高。新冠肺炎疫情防控期间民众广泛使用红外线测温仪监测体温。

2. 体温过高病人的照护

(1) 体温过高又称发热,以口腔温度为例,发热程度可分为以下几种。

1）低热：37.3~38 ℃。

2）中等热：38.1~39 ℃。

3）高热：39.1~41 ℃。

4）超高热：41 ℃以上。

（2）照护方法

1）病情观察。高热时每 4 小时测量一次体温，中等热时每 6 小时测量一次体温，低热时每 8 小时测量一次体温，体温正常 3 日后改为每日测量一次体温；同时注意观察病人发热程度、呼吸、脉搏、血压、意识、面色、皮肤温湿度、有无惊厥等。

2）高热降温。高热病人采用物理降温，如冰袋冷敷或冷湿敷，体温达到 39.5 ℃可用温水或酒精擦浴，必要时遵医嘱服药物降温。降温时需防止大量出汗引起虚脱或休克现象，降温后 30 分钟测量体温并记录。

3）适时保暖。高热病人畏寒、寒战，出汗时应防止受凉，注意保暖。

4）心理支持。向病人及其家属讲解体温过高相关知识，避免其情绪紧张，给予心理支持。

5）加强营养。鼓励高热病人每日多饮水，进食高蛋白、高维生素、高热量、易消化的清淡流质或半流质食物，少量多餐，注意食物的色香味，补充营养。

6）保证休息。为病人提供安静、舒适、整洁、通风良好的环境，嘱其卧床休息。

7）口腔护理。每天为病人进行 1~2 次口腔护理，指导病人勤漱口,预防口腔感染。

8)皮肤护理。及时擦干汗液;勤换衣裤,必要时更换床单和被套,保持皮肤清洁干爽;加强翻身活动,预防压疮发生。

二、测量脉搏、呼吸

脉搏、呼吸的测量方法见表3-10。

表3-10　　　　　　脉搏、呼吸的测量方法

操作步骤	操作说明
操作准备	(1)护理员:衣帽整洁、洗手、戴口罩 (2)用物:记录本、笔、有秒针的表、洗手液
核对沟通	核对病人床号和姓名,沟通以取得病人及其家属的同意;了解测量部位情况、半小时内有无进行任何影响测量准确性的活动
测量脉搏	将食指、中指、无名指的指腹放于病人桡动脉表面(见图3-16),力度大小以能明显感觉到脉搏搏动为宜;计数半分钟,将所测得的数值乘以2即为脉搏频率
测量呼吸	测完脉搏后,手仍然保持诊脉或听心率的姿势,眼睛余光看病人的胸廓或腹部起伏(见图3-17),一起一伏为一次呼吸;计数半分钟,将所测得的数值乘以2即为呼吸频率
记录整理	酌情告知病人测量结果并记录;整理床单位,安置病人舒适卧位

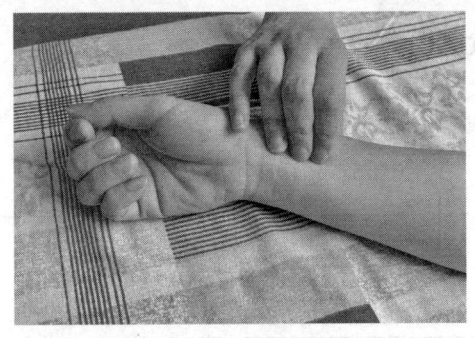

图3-16　测量脉搏

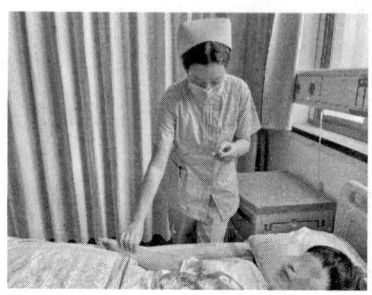

图3-17 测量呼吸

> **小提示**
>
> 不可用拇指诊脉,拇指上小动脉的搏动容易与病人的脉搏混淆。
>
> 心脏病、心律不齐、异常脉搏、危重病人或使用洋地黄类药物的病人需测量1分钟。
>
> 对于偏瘫病人,可用健侧肢体测量脉搏;对于全身瘫痪病人,若脉搏细弱,触摸不清,则测心率1分钟。
>
> 对于病情危重、呼吸微弱等病人,呼吸难以观察时,可用棉签撕出棉丝放在病人鼻孔处,观察棉丝被吹动的次数,计数1分钟。

三、测量血压

血压的测量方法见表3-11。

表3-11 血压的测量方法

操作步骤	操作说明
操作准备	(1)护理员:衣帽整洁、洗手、戴口罩 (2)用物:记录本、笔、血压计、听诊器、洗手液

续表

操作步骤	操作说明
核对沟通	核对病人床号和姓名，沟通以取得病人及其家属的同意；了解测量部位情况、半小时内有无进行任何影响测量准确性的活动
驱气绑带	协助病人取坐位或仰卧位，将病人一侧衣袖卷至肩部（袖口不可太紧以免影响血流，必要时脱袖），嘱其伸直肘部，手掌向上；放平血压计，开水银开关，驱尽袖带内空气，使袖带橡胶管向下且正对肘窝缠于病人上臂，下缘距肘窝2~3 cm，松紧度以能放入一手指为宜（见图3-18）
听诊打气	摸到肱动脉搏动后，将听诊器头部置于搏动最明显处（切忌塞入袖带内）；一手固定，另一手轻关阀门，打气至合适高度（肱动脉搏动音消失，水银柱再升高20 mm）
听音判值	慢慢放开气门，使水银柱慢慢下降；眼睛平视下降的水银柱，听到第一声搏动音时水银对应的数值为收缩压，搏动音消失前最后一声对应的数值为舒张压，之后可快速放气（见图3-19）
记录整理	测量完毕，排尽袖带内余气，整理袖带并妥善放入盒内；将血压计右倾45°的同时关水银槽开关（见图3-20）；记录测量数值，整理床单位，安置病人舒适卧位

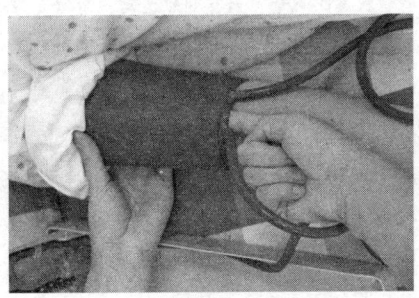

图3-18　驱气绑带

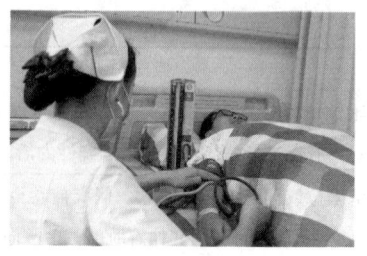

图 3-19　听音判值

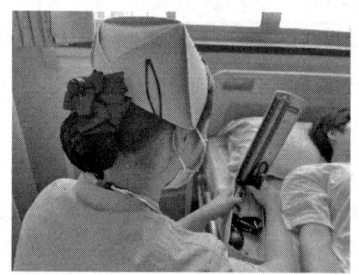

图 3-20　关水银槽开关

> **小提示**
>
> 　　血压需在病人安静状态下测量，如有剧烈运动、情绪变化等应休息15~30分钟再测量。
>
> 　　测量血压时病人手臂位置应与右心房水平，处于坐位时，肱动脉应与第四肋软骨水平；处于卧位时，肱动脉平腋中线；血压计"0"点应与肱动脉在同一水平位置。袖带过宽或缠绕过紧、被测肢体高于心脏水平、视线高于水银柱平面、血压计内水银偏少、放气过快等因素都可使测得的血压值偏低；反之则偏高。
>
> 　　测量血压要做到"四定"，即定时间、定部位、定体位、定血压计，保证测量的准确性和可比性。重新测量时，要将袖带内的余气放完，使水银柱回到"0"点，休息片刻再测量。一般连续测量不超过3次。
>
> 　　测量时应注意不在输液、输血或留置导管已封管的同一肢体测量。对于偏瘫、肢体手术后或外伤的病人，应用健侧肢体测量。

模块四 用药照护

护理员对病人进行用药照护时要严格核对,根据医嘱或说明正确喂服,并且密切观察药物疗效及不良反应,尽量降低药物对病人机体所产生的不良影响。

一、口服用药的照护

1. 服药前准备好温开水,不能用茶、酒、饮料等代替水服药。

2. 认真核对病人姓名、药名、剂量、浓度、时间、用法,根据医嘱或说明喂药。

3. 医嘱禁食、水的病人,水、药都不可服用。

4. 服药后重点观察如下内容,出现问题时应及时告知医护人员,采取措施。

(1) 药疗效果,如体温、脉搏、呼吸、血压是否正常。

(2) 尿量的多少。

(3) 身体症状是否改善等情况。

(4) 不良反应,如头疼、头晕、恶心、呕吐、口干等。

5. 老年病人用药需注意从小剂量开始,逐渐增大至全部剂量。对使用降压药的老年病人,要提醒其直立或起床时缓慢动作,避免发生直立性低血压。

6. 遵医嘱确定适当的用药时间和用药间隔。许多药物和食物同时服用会导致彼此作用而干扰药物的吸收,如含钠或碳酸钙的制酸剂不可与牛奶或其他富含维生素 D 的食物一起服用，否则会刺激胃液过度分泌或造成血钙、血磷过高；此外，如果用药间隔过长就会达不到治疗效果，而用药间隔过短又容易引起药物中毒。因此，在安排用药时间和用药间隔时应遵医嘱，既要考虑病人的作息时间和饮食情况，又要保证有效的血药浓度。

二、注射用药的照护

对于注射用药的病人，皮内、皮下、肌肉注射用药后应重点观察药物疗效，病人有无不良反应，局部有无红肿、痒痛、硬结、渗液、渗血等情况。出现问题应及时告知医护人员，采取措施。

三、静脉输液的照护

1. 不宜空腹输液。饥饿状态有时会诱发或加重药物的不良反应，容易出现恶心、呕吐等胃肠反应。

2. 输液速度不宜过快。输液时一般成年人以 40~60 滴/分钟为宜，儿童以 20~40 滴/分钟为宜。对年老、体弱、患有心肺疾患的病人和婴幼儿输液速度宜慢；对严重脱水、心肺功能良好的病人输液速度可适当加快。

3. 输液时重点观察如下内容。

（1）输液针针头有无脱出、阻塞或移位。

（2）输液管有无受压、漏液。

（3）有些药物，如甘露醇、山梨醇、去甲肾上腺素等，可引起局部组织坏死，应格外注意和看护。

（4）如出现病人局部组织肿胀和疼痛、溶液不滴等情况，则说明输液针针头可能滑出血管外，溶液已经注入皮下组织，此时应通知医护人员另选血管进行重新穿刺。

（5）如病人出现以下反应（见表3-12），应及时采取相应的防治措施。

表3-12　　　　　　　　常见输液反应

反应类型	症状	防治措施
发热反应	表现为发冷、寒战和发热，轻者发热在38℃左右，在停止输液数小时内体温可恢复正常；严重者起初寒战，随后高热达40℃，并伴有恶心、呕吐、头痛、脉搏增快等症状	通知医护人员，减慢输液速度或停止输液，对高热病人给予物理降温，保留剩余溶液及输液管以备检验
急性肺水肿	病人突然出现呼吸困难、气促、咳嗽、咳粉红色泡沫样痰、心率加快等症状	对老人或患有心脏疾患的病人应特别注意，输液速度不宜过快，输液量严格遵医嘱。如果发现病人有肺水肿症状，应立即协助病人取端坐位、两腿下垂，以减少静脉血回流，减轻心脏负担，并及时报告医护人员
静脉炎	沿静脉走向出现条索状红线，局部组织发红、肿胀、灼热、疼痛，有时伴有畏寒、发热等全身症状	加强看护，防止药物溢出血管外；有计划地更换注射部位，以保护静脉；抬高病人患肢并制动；遵医嘱给予理疗或应用抗生素
空气栓塞	病人胸部感到异常、不适，随即出现呼吸困难和严重发绀等症状	加强看护，尤其对病人进行加压输液、输血时应严密观察，不得离开病人；如果病人出现空气栓塞症状，应立即协助病人取左侧卧、头低足高位，帮助病人吸入氧气，并及时报告医护人员更换或停止输液

模块五 应急救护

由于病人身体虚弱，在照护病人的过程中，稍有不慎就可能发生意外，如病人跌倒、创伤、噎食、心跳呼吸骤停等。这些意外可能会对病人造成不同程度的继发损害，严重者可危及生命。因此，护理员必须掌握各种意外情况的预防、识别和紧急处理方法，最大限度地减轻意外对病人的损害。

一、跌倒的预防与紧急处理

跌倒除了可能导致病人因脑血管意外等原因而直接死亡外，还可能导致病人因骨折或其他损伤而残疾与长期卧床，并发肺部感染、压疮等严重后果。因此，护理员必须清楚易使病人跌倒的危险因素，以及针对这些危险因素可采取的预防跌倒的措施和发现病人跌倒后的紧急处理方法。

1. 易使病人跌倒的危险因素

灯光昏暗，路面湿滑、不平坦，在步行途中有障碍物，家具高度和摆放位置不合适，楼梯台阶、走廊及卫生间没有扶手，只有蹲式便池等都可能增加病人跌倒的风险。不合适的鞋子、过大过长的裤子和不适宜的行走辅助工具也会使跌倒风险增加。

医院常采用跌倒（坠床）危险因素评估表（见表3-13）对住院病人进行评估和筛选，总分4分及以上者即为跌倒（坠床）高危病人，须引起高度警惕，护理员应将其列为重点照护对象。

表 3-13　　　　　跌倒（坠床）危险因素评估表

序号	病人跌倒（坠床）危险因素	分值
1	年龄≥70 岁或≤9 岁	1 分
2	最近一年曾有不明原因跌倒（坠床）史	2 分
3	阿尔茨海默病	2 分
4	意识障碍	1 分
5	烦躁不安	4 分
6	肢体残缺或偏瘫	1 分
7	移动时需帮助	1 分
8	视力障碍	2 分
9	听力障碍	1 分
10	体能虚弱	2 分
11	头晕、眩晕、体位性低血压	2 分
12	不听劝告或不寻求帮助	1 分
13	服用影响意识或活动的药物，如镇静安眠剂、降压药、利尿剂等	1~2 分
合计		

2. 预防病人跌倒的措施

减轻跌倒损害的关键在于预防。护理员在工作过程中必须时刻牢记安全准则，尽可能减少各种可能导致病人跌倒的危险因素。

（1）保证环境安全。对于衰弱或行动不便的病人，安全的医院环境对预防跌倒举足轻重。例如，保证床单元设置合理，地面干燥，灯光照明适宜，走廊两侧、厕所安有扶手，浴室放置防滑垫，过道上不要堆积杂物，夜间有必要的照明，安装必要的报警和监控设备等。

（2）合理放置物品。热水瓶、拖鞋、便器等物品应摆放在病人方便使用的位置。

（3）关爱病人。对肢体功能严重缺陷或功能障碍的病人，应注意如厕时的安全防范，原则上应协助其在床上大小便，充分给予病人理解、尊重与关爱。

（4）变换体位。嘱患有高血压的病人起床、变换体位时动作要缓慢，注意保持重心稳定。

（5）锻炼身体。鼓励病人根据医嘱和自身情况活动身体各部分；保持精神愉悦，多参加社交活动。

（6）积极治疗。控制高血压、糖尿病等慢性病，避免使用不适当的药物等。

（7）牢记"预防跌倒十知"。护理员和病人及其家属必须牢记以下"预防跌倒十知"，严防病人跌倒。

1）行动不便、虚弱、无法自我照顾、智力下降的病人，护理员或病人家属应在旁陪伴，协助其活动。

2）下床时需慢慢起来，特别是在服用某些特殊药物后，如降压药、安眠药等。

3）嘱病人需要协助时按呼叫铃，护理员会来到您身边。

4）嘱病人保持地面干净，如弄湿地面，应及时请护理员处理。

5）将物品收纳于柜中，保持走道通畅。

6）卧床时拉起床栏，特别是病人躁动不安、意识不清时。

7）嘱病人穿上合适尺码的衣裤，以免被绊倒。

8）将生活用品放在病人容易取到的地方。

9）房间保持灯光明亮，使病人行动更方便。

10）嘱病人如厕时如需要帮忙，按呼叫铃请护理员帮助。

3. 病人跌倒后的紧急处理

若护理员发现病人跌倒，不要急于扶起病人，要先判断病情，针对不同情况，给予相应紧急处理，必要时立即呼叫医护人员共同处理。

（1）救助意识清醒者。可搀扶或用轮椅护送病人回病床，嘱其卧床休息并密切观察。对于皮肤出现瘀斑者进行局部冷敷；皮肤擦伤渗血者给予包扎；有外伤、出血者，立即止血、包扎。病人有肢体疼痛、畸形、关节异常、肢体位置异常等情况时有骨折可能，有腰、背部疼痛，双腿活动或感觉异常及大小便失禁等情况时有腰椎损害可能，若有上述情况或无法判断，则不要随便搬动病人，以免加重病情。可询问病人当前感受及对跌倒过程是否有记忆，如病人不能记起跌倒过程，出现记忆丧失、头痛等情况，可能为脑血管意外；如出现剧烈头痛或口角歪斜、言语不清、手脚无力等情况，则有脑梗死可能，不可立即扶起。

（2）救助意识不清者。病人跌倒后应根据具体情况采取救助措施，并立即呼叫医护人员前来处理。如需搬动，应保证平稳，尽量平卧。有外伤、出血者，立即止血、包扎；呕吐者，将病人头偏向一侧，并清理口、鼻腔分泌物，保持呼吸道通畅；抽搐者，将病人移至平整软地面或在其身体下垫软物，防止碰、擦伤，必要时在其牙齿间垫被子角、较厚的衣服等，防止舌咬伤，不要硬掰抽搐肢体，防止肌肉、骨骼损伤；如病人呼吸、心跳停止，应立即采取胸外心脏按压、口对口人工呼吸等急救措施。

二、创伤止血

创伤是指机械性因素作用于人体造成的组织结构完整性破坏或功能障碍。常见的机械性因素有锐器切割、钝器打击、重物挤压、跌、撞等。创伤最常见的后果就是各种血管损伤导致的出血。护理员要能够判断病人出血是否严重,掌握现场止血的方法,协助医护人员采取正确的止血方法止血。

1. 创伤出血的判断

创伤出血按出血部位可分为外出血和内出血两种。

(1)外出血。血液从伤口流向体外者称为外出血,常见于刀割伤、刺伤、枪弹伤等。外出血有以下三种。

1)动脉出血。血液呈鲜红色,喷射状流出,失血量多且快,可危及生命。

2)静脉出血。血液呈暗红色,非喷射状流出,若不及时止血,时间长、出血量大,也有生命危险。

3)毛细血管出血。血液从受伤面向外渗出呈水珠状,一般可自行凝固。

(2)内出血。皮肤没有伤口,血液由破裂的血管流到组织、脏器或体腔内,称为内出血,常见于钝器撞击伤等。

创伤出血的局部表现还有伤区疼痛、肿胀、压痛等,若有骨折或脱位等情况,则受伤部位还会出现畸形及功能障碍,甚至损伤神经而致感觉与运动功能丧失,落下残疾。出血严重及疼痛剧烈时可能引起全身反应,如晕厥或休克等,表现为四肢湿冷、呼吸浅快、意识障碍、脉搏快而弱、血压降低、尿量减少等。

2. 创伤病人现场止血法

给予创伤病人及时有效的止血，可以大大减轻创伤对病人的损害，预防休克等严重后果，有助于后续救治。常用的止血方法有如下3种。

(1) 直接压迫止血法。在创伤现场可抬高伤肢，垫清洁布类后用手直接压迫止血，适用于表浅、无异物的大多数伤口出血。

(2) 间接压迫止血法。伤口有异物或采用直接压迫止血法无效时，可在伤口周围放大量敷料并加压包扎，起到止血及固定异物（如刀剑、羽毛球拍、钢筋等）的作用。注意异物不能拔出，以免造成大出血难以止住。

(3) 指压止血法。用手指或手掌压迫伤口近心端的动脉，阻断血液流通，达到临时止血的目的。这种方法一般不主张使用，仅限头颈部及四肢中等或较大的动脉出血、压迫止血效果不明显时谨慎使用。

> 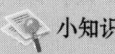 小知识
>
> **应急救护"七不原则"**
>
> 不用手摸伤口，不用水冲洗开放性骨折伤口（化学磷烧伤除外），不在伤口上涂抹任何药物，不取出伤口中的异物，不塞回脱出的内脏，不轻易断定死亡而终止抢救，不轻易搬动病人。

三、烧伤及烫伤的处理

烧伤泛指由热力（火焰、蒸汽、高温液体、高温固体）、电流、激光、化学物质等引起的组织损伤。烫伤是指由高温液体（沸汤、

沸水、热油）、高温蒸汽或高温固体（烧热的金属等）所致的损伤，是烧伤中最常见的类型。老人与儿童是烧伤及烫伤的高危人群，要加强照护，一旦发生烧伤及烫伤，应及时正确处理。

1. 烧伤及烫伤的表现

轻者皮肤肿胀，起水泡，疼痛；重者局部烧焦，甚至损伤周围血管、神经、肌腱等，也可能造成呼吸道烧伤。烧伤引起的剧烈疼痛和体液渗出等因素能导致病人休克，后期可出现感染、败血症，危及生命。

2. 处理方法

（1）现场急救。护理员应掌握烧伤及烫伤的一般处理方法，并视具体情况报告医护人员。

1）消除致伤原因。

①立即帮助病人脱离险境，但不能带火奔跑，这样不利于灭火，且易导致呼吸道烧伤加重。

②病人身上衣物着火时应嘱其迅速卧倒，就地打滚灭火，或用水灭火，也可用湿棉被、湿大衣等覆盖灭火。

③用清水冲洗创面。创面较小时可用冷水浸泡，以减轻疼痛和热力的损害。如果病人被强酸、强碱或其他化学物质烧伤，应立即脱去其衣服，用大量流动清水冲洗创面。

2）保护创面。

①不要在创面上涂任何药物，避免创面受压。

②可用消毒敷料或干净的被单包扎覆盖创面，以减少创面受污染的机会。

3）预防休克。

①一般病人可口服含盐饮料。

②有合并外伤,如大出血、骨折等情况,应配合医护人员做相应的急救处理。

③如果怀疑头面部烧伤的病人伴有呼吸道烧伤,要注意观察病人的呼吸情况,保持呼吸道通畅。

④若需转移病人,则应在途中随时保持病人呼吸道通畅、控制休克,消除活动性出血。

(2) 创面的处理。创面有小水泡时可不予处理;水泡明显或剥脱、污染较重时应将泡皮去除,防止感染和保护残存的组织。

四、噎食的救护

噎食是指食物堵塞咽喉部或卡在食道的第一狭窄处,甚至误入气道引起窒息。噎食常见于老年人、儿童和患某些精神疾病病人。噎食时由于气管受到了压迫,会出现通气障碍,容易导致窒息,很快危及生命。因此,护理员掌握海姆立克急救法等噎食的紧急救护技术,向病人宣传预防气道异物的常识是非常必要的。

1. 噎食的发生原因

(1) 抢食和暴食。多见于精神障碍病人、患中重度阿尔茨海默病病人。

(2) 药物不良反应或癫痫。进食时抽搐发作,或由于药物反应造成咽喉肌运动失调所致。

(3) 边讲话、嬉笑边进食。进食坚果、果仁、糖块、甜果冻等细小、光滑的食物时,讲话、嬉笑、走路等不专心行为易使食物滑入喉头甚至气管而导致噎食。

2. 噎食的识别

噎食后，异物卡住喉头甚至进入气管，如果部分堵塞气道，可表现为突然呛咳、不能发音、喘鸣、呼吸困难、面色及口唇青紫等，病人双眼圆瞪、双手掐住喉部、表情痛苦、恐怖，说不出话，伴有濒死感。严重噎食者异物可完全堵塞气道，表现为迅速窒息、失去知觉甚至呼吸、心跳骤停。

3. 噎食的紧急处理

病人噎食时，护理员应立即采用海姆立克急救法（又称"生命的拥抱"或"人工咳嗽"）进行抢救，紧急排出进入气道的异物，保持呼吸道通畅。对于能站立的病人和不能站立的病人，海姆立克急救法的具体做法不同。

（1）立式海姆立克急救法。对于能站立的病人，护理员应站在其身后，让病人倾身向前，头部略低，张嘴。护理员一手握拳于病人脐上方二横指处，另一手从前方握住手腕，双手向后、向上快速地用力挤压，迫使病人上腹部下陷。反复实施，直至阻塞物被排出为止，如图3-21所示。

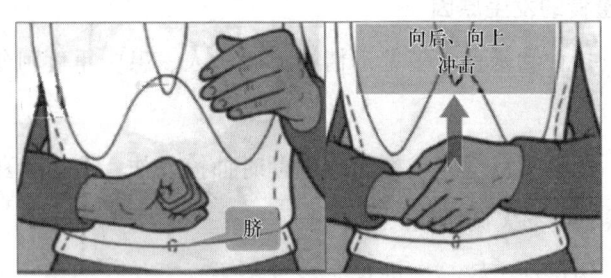

图3-21　立式海姆立克急救法

（2）卧式海姆立克急救法。对于不能站立的病人，应使其就地仰卧，头偏向一边。护理员两腿分开跪于病人大腿外侧，双手叠放，用手掌根顶住病人腹部（脐部上方），快速地、冲击性地向后上方压迫，然后打开病人下颌，如异物已被冲出，迅速掏出清理，如图3-22所示。

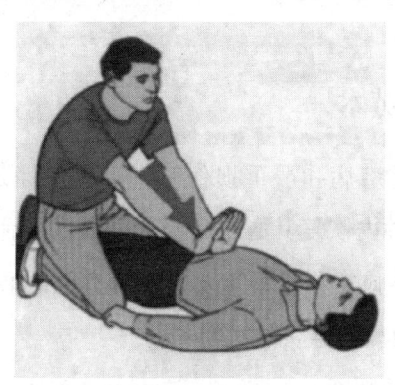

图3-22　卧式海姆立克急救法

若老年病人发生噎食，首先考虑用咳嗽或手指抠出等其他方法排出异物，在上述方法无效且情况紧急时再使用海姆立克急救法。因老年人腹部受冲击容易导致内脏破裂及出血、肋骨骨折等，故护理员需严格把握冲击力度。

平时护理员要告知病人，如果发生噎食时身边没有人，可以自己用力咳嗽以去除气道异物，也可以自己用"剪刀→石头→布"的方法做腹部冲击，或将上腹部压向任何坚硬、突出的物体（如椅背等），反复实施，直至排出异物。

> **小提示**
>
> 随时提醒病人进食时注意细嚼慢咽,避免说笑、走路、玩耍或做其他事情。
>
> 对不能自己进食的病人,必须把固体食物切成小块儿,喂食时确认上一口已经完全被吞下才能喂下一口,不能太着急;喂食汤圆、水饺、年糕等滑溜或黏性的食物时要注意,不要把此类食物整个放在病人嘴里。

五、心肺复苏术

病人发生严重疾病和严重损伤时,心脏骤停是最危急的情况,若不能在4~6分钟内恢复其心跳呼吸,病人的生命将难以挽回。因此,护理员掌握心肺复苏术很重要,现场有效的心肺复苏能为下一步医护人员的抢救赢得宝贵的时间。

1. 心脏骤停的判断

(1)一呼。病人突然丧失意识,呼之不应。

(2)二摸。病人颈动脉搏动消失。在气管(喉结)旁开1~2 cm处(气管与胸锁乳突肌中间的凹陷处)触摸颈动脉搏动。

(3)三看。病人呼吸停止,看胸廓无起伏。

(4)四照。病人瞳孔散大,对光反射消失。可用手电筒协助观察病人瞳孔对光反射情况。

只要存在丧失意识与颈动脉搏动消失这两个特征,即可判断为心脏骤停,应立即实施心肺复苏术。

2. 现场心肺复苏术

心肺复苏术是针对呼吸、心跳骤停的病人采取的急救措施,方法包括胸外心脏按压、人工呼吸、快速除颤等,目的是尽快使病人恢复有效通气和循环，维持脑的灌注，减轻脑组织长时间缺血、缺氧导致的损害。

一般情况下，机体完全缺血、缺氧4~6分钟后脑细胞就会发生不可逆转的损伤，因此这段黄金救援期特别重要（人称"黄金4分钟"，4分钟内复苏的病人存活概率为50%，4~6分钟内复苏的病人存活概率为10%）。

病人呼吸、心跳骤停后，进行现场心肺复苏的关键是迅速建立有效循环、畅通呼吸道和人工呼吸，具体操作步骤及说明见表3-14。

表3-14　　　　　　　　　　现场心肺复苏术

操作步骤	操作说明
评估求助	（1）远离灾害现场等危险环境，确保安全 （2）护理员评估自身救治能力，必要时做好防护措施 （3）评估病人意识：轻拍病人肩部，大声呼唤病人，判断病人有无反应（见图3-23） （4）拨打救护电话，有条件时取自动除颤仪（AED） （5）观察病人胸腹有无起伏，触摸大动脉搏动（成人通常检查颈动脉），5~10秒内完成
安置体位	（1）使病人仰卧于硬质平面 （2）如果病人需翻转成仰卧位，注意保护病人颈部，保持病人头、颈、躯干在同一轴线上，护理员一手于病人后脑固定其颈椎，另一手绕过病人腋下固定其肩膀，协助其翻身 （3）病人头颈、脊椎有外伤时不宜搬动，以免损伤脊髓
胸外心脏按压	（1）按压部位：胸骨中下1/3交界处，位于两乳头连线的中点处 （2）按压姿势：护理员跪于病人右侧，双腿分开与肩同宽，与病人保持一拳距离，一手掌根放于病人胸骨，另一手平行重叠压住手背，肘关节伸直，掌根用力，手指抬离病人胸壁，用身体的力量垂直下压，然后迅速放松，使病人胸廓充分回弹，掌根不离开病人胸壁（见图3-24） （3）按压深度：成人胸骨下陷5~6 cm （4）按压频率：成人100~120次/分钟（在15~18秒内完成30次按压），节律均匀（按压时间：回复时间=1∶1）

续表

操作步骤	操作说明
开放气道	（1）清理气道：检查并取出病人嘴巴和鼻子里的异物、活动性假牙等 （2）开放气道：左手肘关节着地，手掌压低病人前额，右手的食指和中指轻抬病人下颌骨（向上托起下颌角，切忌压迫气管），使病人鼻孔朝天（见图3-25）
人工呼吸	（1）动作：用压在病人前额手的拇指和食指捏住病人两侧鼻翼，正常吸气后充分张嘴完全包住病人嘴巴并紧密接合，缓缓吹气1秒以上，同时用眼睛余光观察病人胸廓是否有明显上抬（见图3-26）；放开捏鼻子的手，病人胸廓自然回落后第二次吹气 （2）要求：每次吹气量500~600 mL （3）胸外心脏按压与人工呼吸比例：施救时，应首先进行30次按压开始心肺复苏，之后再给予2次人工呼吸，即30：2，连续5个循环，约2分钟。之后迅速判断心肺复苏效果
评估效果	（1）实施救治过程中病人有苏醒迹象（如出现呻吟、身体活动等）即表明心肺复苏成功 （2）再次检查病人的颈动脉和自主呼吸是否恢复、面色是否转红润、睫毛反射是否存在、瞳孔是否缩小、肢端是否回暖等（见图3-27） （3）整理病人衣物，将病人头偏向一侧，安慰病人，使其安心等待进一步的救治

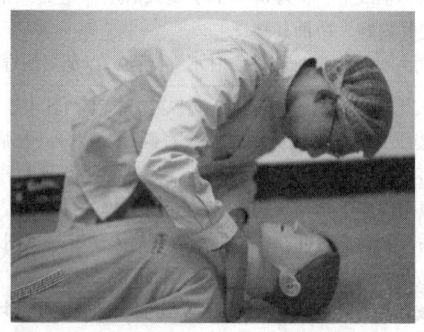

图3-23 评估病人意识

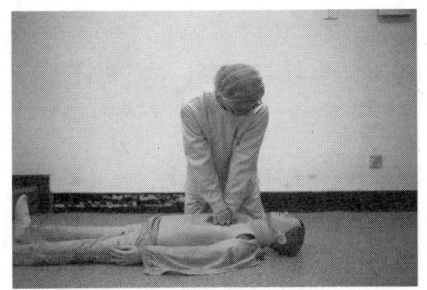

图 3-24　胸外心脏按压

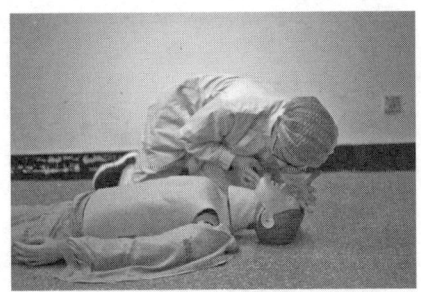

图 3-25　开放气道

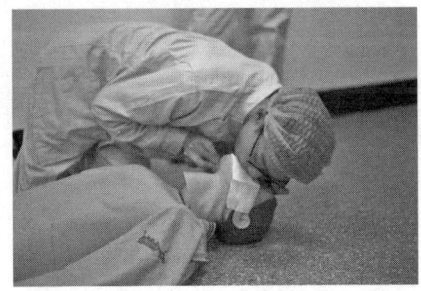

图 3-26　人工呼吸

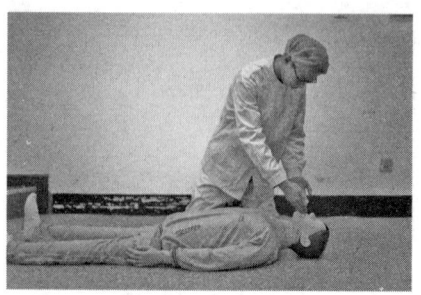

图 3-27　评估复苏效果（观察面色等）

第4单元 体位转换与转运照护

模块一 体位转换

有些病人由于疾病或治疗的限制,需长期卧床,无法自由翻身更换体位,护理员需定时协助其更换体位,预防并发症。因此护理员要准确掌握操作方法,以便安全、有效地移动病人和为病人更换体位。

一、协助病人移向床头

协助病人移向床头的操作步骤及说明见表4-1。

表4-1　　　　　　　　协助病人移向床头

操作步骤	操作说明
操作准备	(1) 护理员:衣帽整洁、洗净并温暖双手、戴口罩 (2) 用物:软枕 (3) 环境:关闭门窗,调节室内温度
核对沟通	核对病人床号和姓名,沟通以取得病人同意
移向床头 (一人法)	嘱病人仰卧屈膝,将枕头横立于床头(避免病人头部受伤);嘱病人环抱两臂放于胸前(如病人能配合,则让病人双手握住床头栏杆);靠近床侧,两腿适当分开,一手托住病人肩背部,另一手托住病人膝部;嘱病人双脚用力蹬床面,护理员同时用力将病人移向床头(见图4-1)

续表

操作步骤	操作说明
移向床头 （二人法）	病人的准备姿势与一人法相同，两名护理员分别站在床的两侧，对称地托住病人肩部和臀部（也可一人托病人的肩、腰，另一人托病人的背、臀，两人配合），协助病人移向床头
整理归位	放回软枕，安置病人舒适卧位，整理床单位

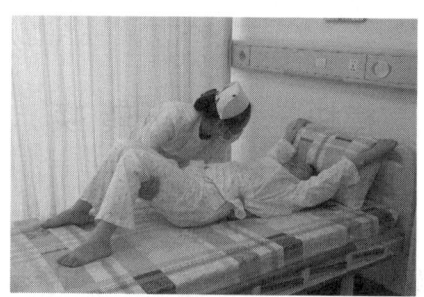

图 4-1　协助病人移向床头（一人法）

二、协助病人翻身侧卧

协助病人翻身侧卧的操作步骤及说明见表 4-2。

表 4-2　　　　　　　　协助病人翻身侧卧

操作步骤	操作说明
操作准备	（1）护理员：衣帽整洁、洗手、戴口罩 （2）用物：软枕 3 个 （3）环境：关闭门窗，调节室内温度
核对沟通	核对病人床号和姓名，沟通以取得病人同意
翻身侧卧 （一人法）	嘱病人仰卧屈膝，双手放于腹部；先将病人肩部、臀部向护理员侧移动，再将病人双下肢移向护理员侧的床沿；一手托肩，另一手扶膝或髋部，轻轻将病人转向对侧，使病人背向护理员（见图 4-2）
翻身侧卧 （二人法）	病人的准备姿势与一人法相同，两名护理员站在床的同侧，一人托住病人颈肩部和腰部，另一人托住病人臀部和腘窝部，两人同时将病人稍抬起移向近侧（见图 4-3），轻轻将病人转向对侧，使病人背向护理员

续表

操作步骤	操作说明
整理归位	在病人的背部、胸前、两腿间放置软枕，整理床单位，必要时拉起床栏，使病人安全舒适

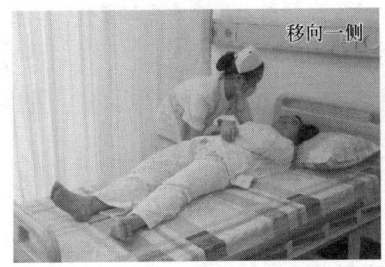
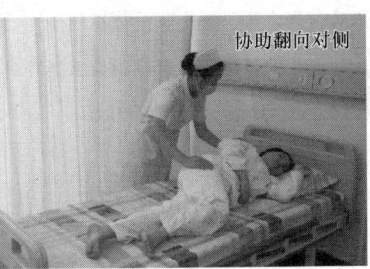

图 4-2　协助病人翻身侧卧（一人法）

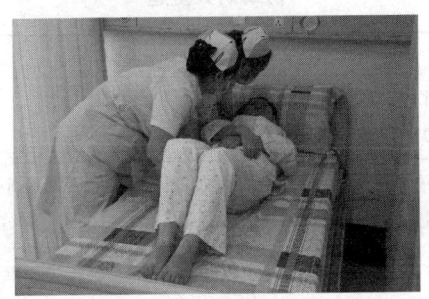

图 4-3　协助病人翻身侧卧（二人法）

> **小提示**
>
> 　　移动病人时动作轻稳，协调一致，不可拖拉，以免擦伤皮肤。协助病人翻身时注意节力原则，扩大支撑面，降低重心，将病人身体稍抬起再行翻身，尽量让病人靠近护理员，翻身过程中注意为病人保暖并防止病人坠床。
> 　　协助偏瘫病人翻身时嘱病人用健侧手拉住患侧手，两臂交叉环抱于胸前，用健侧足压住患侧足，以助侧卧。

小知识

轴线翻身法

轴线翻身法适用于颈椎损伤、脊椎受损或手术后病人。协助病人翻身时应使病人头、颈、腰、髋保持在同一水平线上,维持躯干的正常生理弯曲,以避免加重脊椎损伤;翻身时翻转至侧卧位,翻转角度不超过60°。

三、协助病人坐起

协助病人坐起的操作步骤及说明见表4-3。

表4-3　　　　　　　　　　协助病人坐起

操作步骤	操作说明
操作准备	(1) 护理员:衣帽整洁、洗手、戴口罩 (2) 环境:清洁、空气清新
核对沟通	核对床号和姓名,评估病人身体状况能否顺利坐起,沟通以取得病人同意,为病人穿好衣服
协助病人从床上坐起	抬高床头成60°;将病人身体移向一侧床边,嘱病人双腿分开、屈膝,降低重心,一手托病人的肩,另一手扶病人的膝,将病人身体翻动略偏向自己;用手压住病人肘关节做支撑点,沿自然坐起的运动曲线协助病人坐起(见图4-4)
借助床档坐起	抬高床头成60°;将病人身体移向一侧床边;嘱病人用健侧手拉患侧手于胸前,健侧下肢略屈曲,头偏向将要翻身的方向;嘱病人用健侧手抓住床档,身体翻向一侧,健侧肘部支撑体重,腹、臀、下肢顺应翻转方向用力,两脚放在床下上身坐起,双脚稳妥地踏在地上
借助绳子坐起	将绳子拴于床的适当位置或将床档放于床的适当位置,为了让病人双腿能用上力,可在病人脚底垫上木板或其他硬物,方法同"借助床档坐起",嘱病人用力拉绳坐起

第 4 单元 体位转换与转运照护

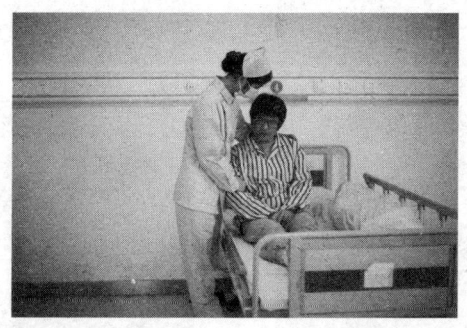

图 4-4 协助病人从床上坐起

四、协助病人站立

协助病人站立的操作步骤及说明见表 4-4。

表 4-4　　　　　　　　　协助病人站立

操作步骤	操作说明
操作准备	（1）护理员：衣帽整洁、洗手、戴口罩 （2）物品：如果将病人移到椅子或轮椅上，需备好相应物品 （3）环境：清洁、空气清新
核对沟通	核对床号和姓名，评估病人身体状况能否顺利站起，沟通以取得病人同意，为病人穿好衣服和鞋袜
协助站立	嘱病人在安全坐位的基础上双腿向后回收并略分开，病人双手扶在护理员肩上或在颈后交叉相握；护理员屈膝，右腿伸到病人两腿间，抵住病人患侧膝部（形成良好固定），两手臂环抱病人腰部并夹紧（见图 4-5）；使病人身体前倾靠于护理员肩部，向上用力协助病人站起（见图 4-6）；轻轻向前搬正病人腰部，保持稳定姿态

· 105 ·

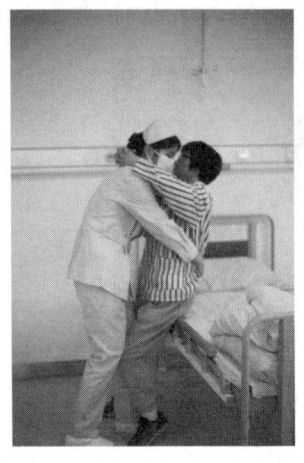 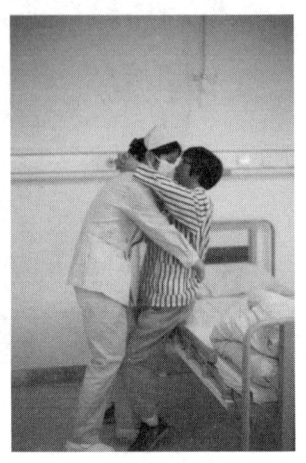

图 4-5　环抱病人腰部　　　图 4-6　协助病人站起

模块二　转 运 照 护

由于受疾病影响或身体机能下降等原因而不能自行活动的病人，在出入院、外出检查治疗或进行室外活动时，需要使用拐杖、轮椅等来实现行走等转移活动。在转运照护过程中，护理员掌握正确的方法，可以确保病人安全，避免跌倒等意外发生。

一、助行器的使用

助行器是病人用来支撑走路的工具，起到辅助人体支撑体重、保持平衡和行走的作用。使用助行器既能稳身健步，减少并发症的发生，又可以提高病人的生活自理能力，改善生活质量，增强病人的自信心。

1. 助行器的种类

（1）手杖（见图4-7）。又称扶杖，用于增加步行时的支撑面，可分为单足手杖、多足手杖、直手杖、带座式手杖、多功能手杖等。其中，单足手杖适用于握力好、上肢支撑能力强的病人；多足手杖支撑面积广泛且稳定，适用于平衡力稍差，使用单足手杖不安全的病人。

（2）拐杖（见图4-8）。指靠前臂或肘关节扶持帮助行走的工具。常见的有普通木拐杖、折叠式拐杖、腋杖、前臂杖和平台杖，其中腋杖最稳定，常用于截瘫或外伤严重的病人。

（3）步行器（见图4-9）。指用来辅助下肢功能障碍病人（如偏瘫、截瘫、截肢等）步行的工具，可以用来保持身体平衡，支撑体重和增强上肢肌力。常见的步行器有框架式步行器、截瘫助行器、交替式助行器。

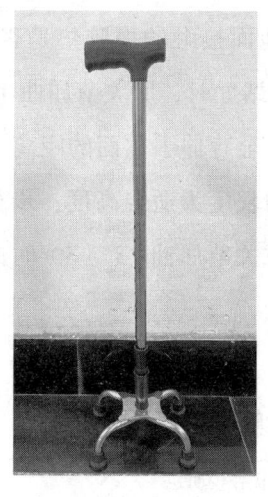 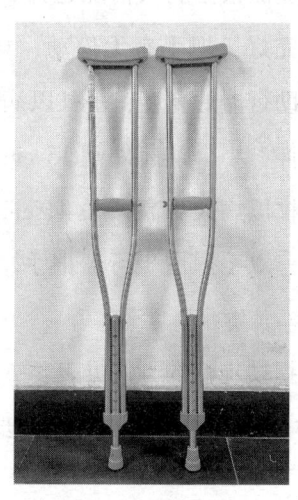

图4-7 手杖　　　　图4-8 拐杖

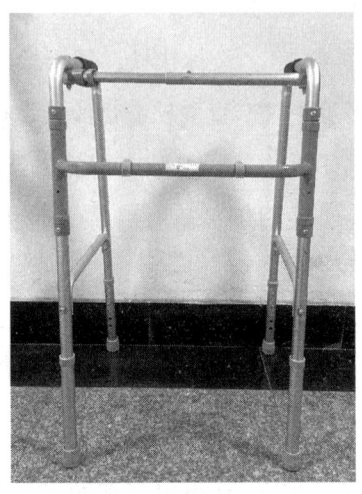

图 4-9 步行器

2. 助行器的使用方法

护理员需根据病人情况选择合适的助行器种类，使用前检查助行器是否完好，把手有无松动，与地面接触的橡胶垫是否牢固等。正确选择助行器的高度，手杖以病人站立时，肘关节屈曲 15°~30°，腕关节背伸，小脚趾前外侧 15 cm 处至背伸手掌面的距离即为适合高度；拐杖以病人身高减去 41 cm 的长度为适合高度；步行器以病人直立时，双手握住步行器把手、肘关节屈曲 15°~30°时的高度为适合高度。

利用拐杖步行的方法见表 4-5。

表 4-5　　　　　　利用拐杖步行的方法

操作方法	操作说明
四点步行	先伸出患侧拐杖，再迈出健侧下肢，然后伸出健侧拐杖，再迈出患侧下肢，重复上述步骤前进（见图 4-10）

续表

操作方法	操作说明
三点步行	两侧拐杖一同向前,再向前迈出患侧下肢(见图4-11),最后迈出健侧下肢,重复上述步骤前进
二点步行	向前移动患侧拐杖时迈出健侧下肢,移动健侧拐杖时迈出患侧下肢,重复上述步骤前进(见图4-12)
上下楼梯	上楼梯:病人将身体靠近台阶,双臂用力撑住双拐,健侧下肢迈到台阶上后用力伸直,身体稍向前倾(见图4-13),同时将患侧下肢和双拐带到台阶上,反复进行,迈向上一级台阶 下楼梯:先把双拐平行放在下一级台阶上,将患侧下肢前移,双臂用力撑起,健侧下肢屈曲移到下一级台阶,站稳后再将双拐下移,反复进行,迈向下一级台阶

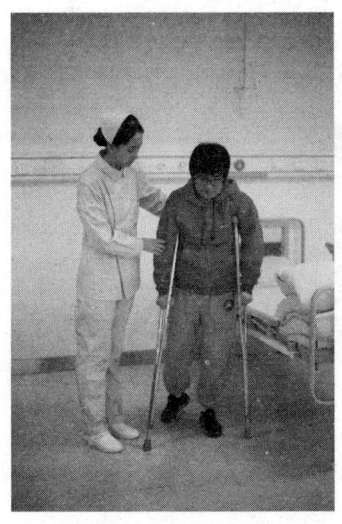 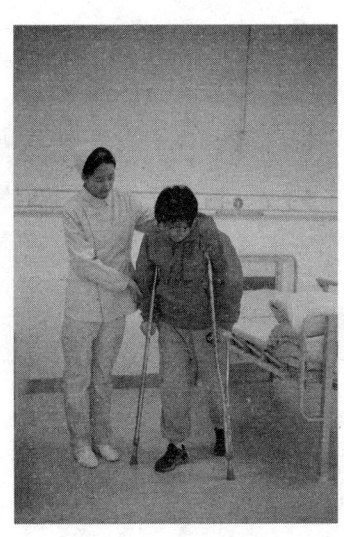

图4-10 四点步行　　　　图4-11 三点步行

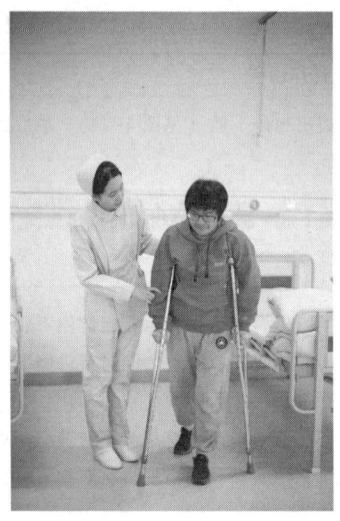 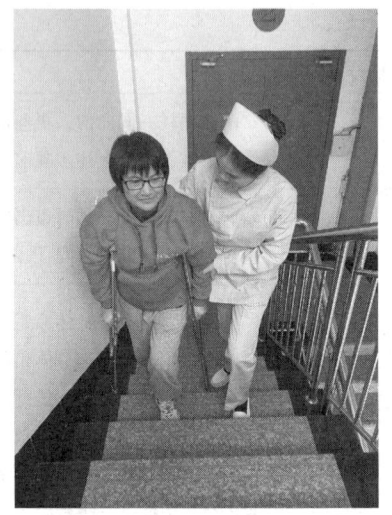

图 4-12　二点步行　　　　图 4-13　上楼梯

小提示

病人使用拐杖行走前，护理员要告知病人使用拐杖的注意事项。

嘱病人在使用拐杖行走过程中，确保安全，避开路上的水渍及障碍物，避免跌倒，随时观察、询问病人有无劳累，如病人疲乏，应嘱其立即休息。

行走过程中避免拉、拽病人胳膊，以免造成病人跌倒。

应指导病人在使用拐杖行走过程中努力做到抬腿迈步，避免拖拉。

小知识

步 行 器

步行器也称助行架，是在病人平衡性较差时借助的一种移动工具，老年人用得较多，其支撑面积大、稳定性好，可以支持病人体重便于其站立步行。

> 步行器不适合在上下楼梯时使用,在平地上使用时可采用四步法或三步法行走。
>
> 四步法:步行器一侧向前移动一步(25~30 cm),对侧下肢抬高后迈出,然后步行器另一侧向前移动一步,迈出另一侧下肢,重复上述步骤前进。
>
> 三步法:抬头挺胸,双手同时抬起步行器向前移动一步(25~30 cm),双手臂伸直支撑身体,患侧下肢抬高后迈出半步,约在步行器横向中线偏后方;再迈出健侧下肢与患侧下肢平行,重复上述步骤前进。

二、轮椅的使用

当病人不能行走或者行走困难时,可以借助轮椅离床活动,促进血液循环和体力恢复,扩大生活、社会活动的范围。

1. 轮椅的结构与类型

(1) 结构。普通轮椅主要由轮椅架、轮、车闸、座靠垫、脚踏板、挡腿布、安全带等组成。

(2) 类型

1) 固定式轮椅。结构简单,但上下轮椅不方便,不用时占用空间较大。

2) 折叠式轮椅。车架可折叠,便于携带和运输,是国内外目前应用最广泛的一种。

3) 手推式轮椅。主要为照护用椅,可由照护者推动,轮椅的前后轮为直径相同的小轮子,重量较轻。

4) 躺式轮椅。靠背能从垂直位向后倾斜至水平位,适用于年老体弱者。

5)电动轮椅。通过高性能动力驱动装置和多种智能操纵装置,满足不同功能障碍病人的需求。

2. 轮椅的使用方法

使用前护理员需检查轮椅各部件是否完好。首先,检查打开与收起轮椅是否顺畅,打开轮椅时,双手握住轮椅两侧扶手外展,然后手掌向下按压轮椅坐垫即可打开;收起轮椅时,双手握住坐垫中间的前后两端,同时向上提拉即可收起。其次,检查确认轮胎气压是否充足、车闸制动是否良好、脚踏板翻动是否灵活和安全带是否完好。轮椅的使用方法见表4-6。

表4-6　　　　　　　　　轮椅的使用

操作步骤	操作说明
操作准备	(1)护理员:衣帽整洁、洗手、戴口罩 (2)用物:轮椅,必要时备毛毯 (3)环境:安静,光线充足,无障碍物
放置轮椅	推轮椅至床旁,调整轮椅位置,使其与床成30°~45°夹角,或椅背与床尾平齐,面向床头,拉起车闸,翻起脚踏板
协助上椅	协助病人坐起,穿好衣裤、鞋子。让病人双手搭在护理员的肩上,护理员两手扶住病人腰部,双脚和双膝分别抵住病人双脚、双膝的外侧(或一脚伸入病人双膝之间),协助病人站立、转动身体、坐于轮椅上。让病人手扶把手,尽量靠后坐,系好安全带,必要时盖毛毯,松车闸,推轮椅(见图4-14)
转运病人	上坡道:嘱病人靠后坐稳,推轮椅前行 下坡道:调转轮椅,倒退下行,随时观察身后情况 上台阶:轮椅正对台阶,踩下后倾杆,轮椅后倾、前推 下台阶:调转轮椅,腿部贴扶椅背稳步倒退下行 上电梯:护理员在前,轮椅在后,以倒退方式进入电梯,并及时拉起车闸 下电梯:确认电梯停稳后,松车闸,推行出电梯
协助下椅	推轮椅至床旁,调整轮椅位置,使其与床成30°~45°夹角,或椅背与床尾平齐,拉起车闸,翻起脚踏板,松开安全带,协助病人站立、转身至床前,平稳坐下(见图4-15);协助病人取舒适卧位;收起轮椅,整理用物

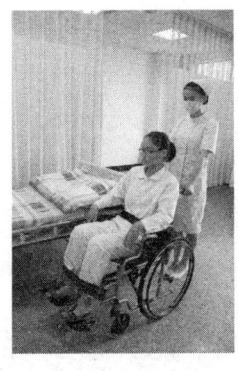 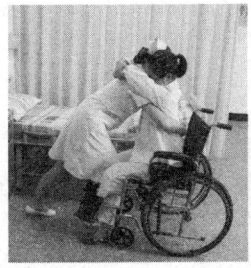 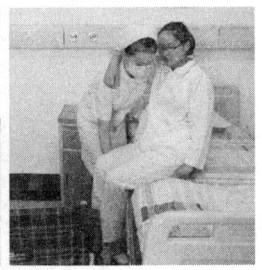

图 4-14　推轮椅　　　　图 4-15　协助下椅

> **小提示**
>
> 　　根据病人情况选择合适的轮椅与舒适的坐垫，每次乘坐轮椅的时间不要过长。每隔 30 分钟，护理员要协助病人站立或适当变换体位，避免病人臀部长期受压形成压疮。
> 　　上下轮椅时应先拉起车闸固定轮椅，推轮椅过程中注意匀速平稳，使病人安全、舒适。
> 　　使用轮椅过程中要关爱病人，与病人沟通交流，注意观察病人的病情变化。

第5单元 常见慢性病照护

模块一 患慢性支气管炎病人的照护

一、概述

慢性支气管炎是气管、支气管黏膜及其周围组织的慢性非特异性炎症，多见于老年人，临床上常表现为咳嗽、咳痰，或伴有气短、喘息等，每年发病持续3个月，严重者可并发肺气肿、肺心病等。

二、照护要点

1. 休息和活动

合理安排休息和活动量，调整日常生活方式，在病人病情允许的情况下，可进行室内行走、散步、慢跑、打太极拳等运动。如体力不支，则需卧床休息。

2. 饮食照护

（1）以健脾开胃的饮食为主，清淡、温软为宜。

（2）多吃富含维生素、微量元素、优质蛋白的食物，如动物内脏、禽蛋、豆制品、新鲜蔬菜、水果、干果等。

（3）忌吃鱼、虾、蟹等易过敏的食物。

（4）禁食咸辣、燥热之物，不使用香辛料（辣椒面、桂皮、椒盐、胡椒等）。

（5）有水肿的病人宜限制水、钠的摄入。

（6）绝对戒烟酒。

> **小提示**
>
> 慢性支气管炎食疗推荐：
>
> 1. 雪梨。做法：雪梨1个削皮去核，放入贝母粉9 g、冰糖30 g，隔水蒸熟后食用。每日早晚各1个。
>
> 2. 鸡蛋。做法：取鸡蛋2个，香油50 g，食醋适量，将鸡蛋打散放香油中炸熟，加食醋后食用。每日早晚各1次。

3. 病情观察

（1）病人生命体征及意识状态。

（2）病人咳嗽、咳痰的性质。

（3）病人发绀和呼吸困难的程度。

（4）病人有无水肿，以及病人的尿量。

4. 排痰照护

为促进病人有效排痰，对于神志清醒尚能咳嗽的病人，护理员应指导其有效咳嗽；对于长期卧床、久病无力咳嗽的病人，护理员可采用胸部叩击方法，同时鼓励病人咳嗽，以促进痰液排出。排痰照护的操作方法和说明见表5-1。

表 5-1　　　　　　　　　　　排痰照护

操作方法	操作说明
有效咳嗽	协助病人取坐位或立位,嘱其先进行 5~6 次深而慢的呼吸,然后再一次深吸气后屏住呼吸 3~5 秒并保持张口状,先咳嗽数次使痰到咽喉部附近,再迅速用力咳嗽将痰咳出。咳嗽时可用手按压病人上腹部,帮助痰液咳出
胸部叩击	护理员五指并拢,掌心呈空心状,自下而上,由外向内迅速而有力叩击病人背部,振动气道(见图 5-1),每一肺叶叩击 3 分钟,每分钟叩击 120~180 次,叩击力度以病人不感到疼痛为宜,以每次叩击 10 分钟左右为宜。胸部叩击宜在餐后 2 小时至下一餐前 30 分钟之间进行,以免引起呕吐

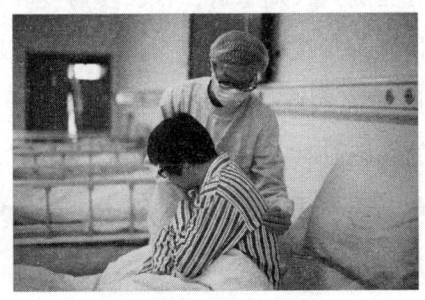

图 5-1　胸部叩击

5. 合理氧疗

(1) 合理氧疗是纠正缺氧、缓解呼吸困难最有效的措施。遵医嘱给予氧疗,一般采用鼻导管持续低流量吸氧,氧流量每分钟 1~2 L,避免吸入高浓度氧而引起二氧化碳滞留。

(2) 氧疗的有效指标为病人呼吸困难减轻、呼吸频率减慢、发绀减轻、心率减慢、活动耐力增加。

(3) 注意吸氧安全,做好"四防",即防火、防热、防震、防油，告知病人家属不能在室内吸烟。

（4）定期做好氧疗装置消毒工作。

6. 呼吸肌功能锻炼

病人进行呼吸肌功能锻炼，能够改善呼吸功能，缓解呼吸困难。护理员指导病人取立位或半坐位，双手放置于腹部或胸前，用鼻深吸气，挺腹将口唇缩成吹口哨状，持续缓慢呼气，同时收腹。吸气与呼气时间比例为1∶2或1∶3，每分钟呼吸7次左右，每次10~20分钟，每日两次。

7. 心理疏导

患慢性支气管炎病人长期患病，社会参与度较低，往往容易产生焦虑或抑郁的情绪。护理员应与其家属共同制订康复计划，指导病人定期进行呼吸功能锻炼，合理用药，以减轻病人痛苦；同时，引导病人以积极的心态面对疾病，鼓励病人积极参加文体娱乐活动，如唱歌、养花种草、写书法等，分散注意力，避免焦虑或抑郁情绪的产生。

模块二　患脑血管病病人的照护

一、概述

脑血管病是老年人的常见病、多发病，与恶性肿瘤、冠心病共同构成人类死亡的三大疾病。引起脑血管病的主要原因是高血压和脑动脉硬化，由于该病起病大都急骤，故又称脑卒中或中风。脑血管病可分为出血性和缺血性两大类，其特点见表 5-2，前者是脑血管破裂，简称脑出血；后者是脑血管闭塞，其中以脑血栓形成最常见。

表 5-2　　　　　　　　　脑血管病的特点

类型	疾病特点
脑出血	脑出血也称脑溢血，是指由于脑内小动脉、毛细血管破裂等原因引起的脑实质内出血，血液溢出即为脑出血（见图 5-2） 主要表现：突然发病、头痛、呕吐、偏瘫和不同程度的意识障碍 病因：高血压、脑血管瘤等 诱因：情绪激动、剧烈运动或用力排便等
脑血栓形成	脑血栓形成是由于供应脑部的动脉有血栓形成，使动脉管腔狭窄或完全闭塞，血液供应中断，导致其供血区域中脑局部组织缺血、缺氧、坏死，引起局限性神经功能障碍（见图 5-3） 主要表现：大部分脑血栓形成的病人是突然发病，而且多在安静休息时发病，如次日早晨醒来发现一侧肢体瘫痪、失语等，重者可能昏迷 病因：脑动脉粥样硬化、脑动脉炎、高血压、糖尿病、高脂血症等 诱因：睡眠状态、身体缺水、血压下降、心脏病等

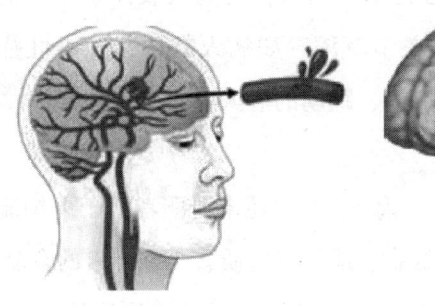

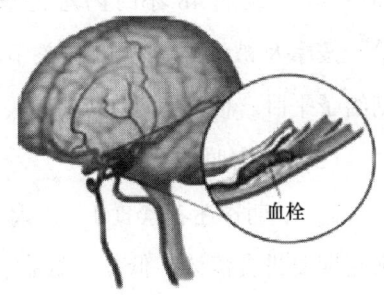

图 5-2　脑出血　　　　　　图 5-3　脑血栓形成

脑血管病发病急、致残率高，且恢复缓慢，病人多留有肢体瘫瘫、言语不清或失语、大小便失禁等症状，丧失生活自理及工作能力，严重危害病人健康。

二、照护要点

护理员加强对患慢性脑血管病病人的各项护理及康复训练，可减轻病人症状、提高病人整体生活质量，降低死亡率，使病人早日回归家庭及社会。

1. 脑出血的照护要点

（1）心理支持

1）帮助病人保持积极乐观的心态，维持情绪稳定，避免愤怒、恐惧等不良情绪。

2）对病人关心体贴，耐心照护，和病人家属一起帮病人树立战胜疾病的信心。

3）鼓励病人积极参与家务及社区活动，鼓励其生活自理。

（2）生活照护。病人需绝对卧床休息，取侧卧位，头部抬高15°~30°；发病48小时内避免搬动病人；使病人肢体处于功能位，给予按摩及被动运动，以防关节挛缩。如病人有昏迷及呕吐症状，则给予平卧，使病人头偏向一侧，躁动的病人应给予床档保护。

（3）饮食照护

1）早期昏迷者禁食1~2天，3天后还未清醒者给予鼻饲流食，恢复期要进食清淡、低盐、低脂、适量蛋白质、高纤维素的食品。

2）吞咽困难、饮水呛咳时，给予糊状流质或半流质饮食，并小口慢慢喂食。

3）食物温度适宜，避免辛辣食物，戒烟酒。

(4) 病情观察

1) 定时测量病人的生命体征,注意瞳孔(正常直径 2~5 mm)和意识的变化。

2) 观察神经功能受损,如头痛、呕吐等。

3) 使用脱水剂和利尿剂时注意监测尿量,判断是否存在药物不良反应。

(5) 预防并发症

1) **皮肤照护**。帮助病人定时翻身、擦洗身体,注意保持身体与床铺的清洁、干燥,防止发生压疮,禁用热水袋、冰袋,以防烫伤、冻伤。

2) **生活照护**。协助做好病人的口腔照护、排便照护,保持大便通畅。

3) **预防感染**。帮助病人排痰,预防肺部感染,对留置导尿管者加强会阴部护理,及时倾倒尿液、更换尿袋,预防泌尿系统感染。

(6) 康复照护

1) **运动**。病人病情稳定后,护理员应指导其进行适当的早期康复训练,如坐起、走路穿衣、系扣子等,要循序渐进,防止受伤。训练坐起时病人应仰卧,双臂肘关节弯曲支撑于床面,护理员站于病人侧前方,用双手托病人双肩并向上用力,指导病人由利用双肘支撑躯干上部逐渐改用双手支撑身体而坐起。

2) **语言**。着重给病人示范口型,反复训练,鼓励病人发音,开口说话。训练时可由简到难,由少到多,先从简单的单音字发音开始训练。需注意,即使病人只能发出简单且不清楚的音节,也要对其进行鼓励和表扬,消除其紧张的心理。

3)感觉。用砂纸、棉絮丝刺激病人触觉,用温水擦洗,用针尖轻刺帮助病人恢复痛觉,还可用按摩、理疗等方法。

2. 脑血栓形成的照护要点

(1)心理支持

1)对病人关心体贴,耐心照护,和病人家属一起帮病人树立战胜疾病的信心。

2)缓解期鼓励病人积极参与家务及社区活动,鼓励其生活自理。

(2)生活照护

1)嘱急性期病人平卧休息,待病情平稳后协助病人洗漱、进食、如厕、穿脱衣服。

2)对肢体瘫痪的病人,保持床铺及病人身体的清洁舒适,定时为病人翻身叩背,预防压疮发生。

3)病人头部禁用冰袋等冷敷,注意保暖。

4)指导病人正确使用便器,保持大小便通畅,对排便困难者可给予简易排便照护。

(3)饮食照护

1)定时定量,少吃多餐,缓慢进食。

2)进食营养丰富易消化的软质食物,避免粗糙、辛辣食物;多食瘦肉、鱼虾、豆制品、新鲜蔬菜和水果,少食高脂肪食物。

3)协助病人进食或饮水时要抬高床头,尽量让病人坐立,头稍前倾,充分咀嚼食物后再咽下。

4)食物温度适宜。

5）戒烟酒。

（4）用药照护

1）遵医嘱按时给药，注意观察药物是否有副作用。

2）在使用溶栓、抗凝药物时，重点观察病人有无呕血、黑便、皮下出血等现象。

（5）康复照护

1）运动：病人病情稳定后应遵医嘱进行康复训练，从简单动作开始一点点提升训练难度，如从训练肩、肘、手腕、手指关节到练习穿衣、系扣子、走路等，循序渐进，防止受伤。

2）语言：着重给病人示范口型，反复训练，鼓励病人发音，开口说话。

3）感觉：用砂纸、棉絮丝刺激病人触觉，用温水擦洗，用针尖轻刺帮助病人恢复痛觉，还可用按摩、理疗等方法。

> **小提示**
>
> 脑出血和脑血栓形成的照护方法有许多相同之处，比如饮食、休息、康复照护等。护理员在照护病人时尤为需要耐心的陪伴与指导，细心呵护、尊重病人，多沟通，多鼓励，帮助病人获得家属的支持与配合，以利于病人的康复。

三、急性脑血管病发作的早期急救

急性脑血管病是一种危急重症，短时间内病人便会进入昏迷状态，因此必须进行及时、有效的抢救，并尽可能地减少后遗症的发生。急性脑血管病发作的早期急救方法见表5-3。

表 5-3　　　　　　急性脑血管病发作的早期急救

操作步骤	操作说明
迅速识别	出现以下表现时应考虑急性脑血管病： （1）一侧面部麻木、口角歪斜或一侧肢体无力、麻木 （2）突发言语不清或语言理解困难 （3）双眼凝视某点或视力模糊、失明 （4）突发剧烈头痛、呕吐或昏迷、抽搐
及时处理	（1）立即通知医护人员（若病人发病时在医院外，拨打120急救电话） （2）停止一切活动，尽量避免搬动，注意保暖 （3）平卧，头偏一侧，病人神志不清时禁止喂水、喂药 （4）保持病人呼吸道通畅，松解衣领，取出假牙，清除口鼻分泌物，拉出舌头，抽搐者牙齿间垫软物 （5）大小便失禁时及时清理
病情观察	注意观察病人的病情变化，如体温、脉搏、呼吸、血压、意识等
安全运送	协助医护人员和家属安全转送病人入抢救室治疗，防止发生碰伤和坠床等事故

四、脑血管病的预防

护理员应指导病人了解脑血管病的发病原因，嘱其日常尽量避免强烈的外界刺激，合理膳食，适当锻炼身体，保持良好的情绪状态，定期体检，有效预防脑血管病的发生。

1. 积极有效地治疗基础疾病

（1）高血压。在医生的指导下坚持系统治疗，控制血压上升，延缓小动脉硬化和大动脉粥样硬化。

（2）高血脂、高血糖。积极控制血脂、血糖，戒烟戒酒，肥胖者要控制体重。

2. 培养良好的生活习惯

（1）保持情绪稳定。避免过度劳累、精神紧张、情绪激动等诱发因素。

（2）适当参加锻炼。每周 3~4 次，每次 30 分钟左右。注意避免突然的体位改变，避免直立性低血压。

（3）规律饮食。给予营养丰富，低盐、低脂肪、低胆固醇、高膳食纤维的饮食。

（4）保持大便通畅。嘱病人养成定时排便的习惯，多吃蔬菜水果，如有便秘，护理员应根据具体情况协助病人排便。

3. 不适随诊

对患有高血压、脑动脉硬化等基础疾病的病人，一旦发现病人有头晕、头痛、恶心、呕吐、手足麻木无力等症状，应及时请医生诊治。

小提示

早期识别脑卒中的简便方法

1. 笑一笑

又称"微笑测试"，病人微笑时如果一侧嘴角歪斜，就要考虑脑卒中。

2. 动一动

又称"举手测试"，令病人平举两只手，如果一侧手掉下来，没力气，就要高度怀疑其是否患脑卒中。

3. 说一说

又称"口齿测试"，如果病人说话含混不清，也要考虑脑卒中。

> 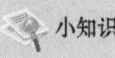 **小知识**
>
> 脑血管病的分级预防
>
> 　　一级预防：未发生脑血管病时，对高危人群的相关因素进行干预及合理治疗，降低脑卒中的发生率，如限制饮酒、戒烟、摄入低盐低脂饮食、多吃新鲜蔬菜、少吃甜食、定期进行健康检查等；发现危险因素，及时选用适当的预防措施，如控制三高（高血脂、高血压、高血糖）、适当锻炼、减轻体重、保持心态平和等，使脑卒中发生率降至最低水平。
>
> 　　二级预防：发生过一次或多次脑卒中的病人，应寻找病因并加以纠正，遵医嘱合理用药，注意休息，做好保暖不要着凉，避免食用辛辣刺激性食物，降低再发危险。

模块三　患冠心病病人的照护

一、概述

　　冠心病全称冠状动脉粥样硬化性心脏病，是指冠状动脉粥样硬化后动脉管腔狭窄或闭塞，导致心肌缺血、缺氧甚至坏死而引起的心脏病，又称缺血性心脏病。

　　冠心病被称为人类健康的"头号杀手"，它在中老年人群中发病率非常高，发作后如果不及时救治，可能会出现生命危险。

　　常见的冠心病有心绞痛和心肌梗死两种类型，其疾病特点见表5-4。

表 5-4　　　　　　　　　　冠心病特点

类型	疾病特点
心绞痛	心绞痛是由冠状动脉供血不足,心肌急剧、暂时缺血、缺氧引起的临床综合征 主要表现:心前区压榨样疼痛,多有诱因,持续 1~5 分钟,休息或舌下含服硝酸甘油可缓解 病因:冠状动脉粥样硬化,血管狭窄 诱因:情绪激动、剧烈运动、用力排便等
心肌梗死	心肌梗死是指在冠状动脉病变的基础上,发生冠状动脉供血急剧减少或中断,使相应的心肌严重而持久的急性缺血导致心肌坏死 主要表现:持久的胸骨后剧烈疼痛,伴有发热、恶心、呕吐等症状,重者可发生心律失常、休克及心力衰竭等 病因:冠状动脉粥样硬化,血管闭塞 诱因:安静或睡眠时、饱餐或用力排便、情绪激动、身体缺水等

二、照护要点

1. 心绞痛的照护要点

(1) 发作期照护要点

1) 停止活动。立即坐下或躺在床上,安静卧床休息直到疼痛消失。

2) 迅速用药。立即舌下含服硝酸甘油,若服药后 3~5 分钟疼痛仍不见缓解,可再给病人服 1 片硝酸甘油。

3) 有条件时给病人吸氧,注意保暖。

4) 观察病情。如病人疼痛发作频繁或疼痛加重,应及时送往医院,搬动病人时动作要轻柔。

5) 如果病人突然呼吸、心跳停止,应立即在其心前区猛捶击两拳，如果心跳不恢复，则立即施行心肺复苏术，并拨打急救电话（如在医院内，护理员需立即通知医护人员）。

（2）缓解期照护要点

1）睡眠充足。睡眠时采取右侧卧位，保证足够的睡眠时间。

2）适当活动。病情稳定后逐渐开始活动，避免劳累，护理员需注意气温变化，并观察病人活动反应。

3）心理调适。护理员指导病人保持乐观、平和的心态，避免过度情绪化。

4）合理饮食。食用低热量、低脂、低胆固醇、低盐、高纤维食物，多吃新鲜的蔬菜水果，不可暴饮暴食，戒烟限酒。

5）大便通畅。保持大便通畅，切忌用力排便。

6）遵医嘱服药。在医生指导下服药，不可随意停药或换药，不适随诊。

> **小提示**
>
> 1. 心绞痛病人要随身携带硝酸甘油。硝酸甘油应用棕色瓶保存，每6个月更换一次，确保疗效。心绞痛发作时每间隔5分钟含服硝酸甘油0.5 mg，直至疼痛缓解；如果疼痛持续15~30分钟未缓解，应警惕急性心肌梗死的发生，须立即拨打急救电话，送往医院。
>
> 2. 一旦心绞痛发作频繁、程度加重、持续时间延长、硝酸甘油疗效变差，应及时就医，警惕急性心肌梗死的发生。

2. 心肌梗死的照护要点

（1）急性期照护要点

1）休息。遵医嘱严格卧床休息。急性期12小时绝对卧床休息；

如病情稳定且无并发症，24 小时内可在床上行肢体活动；第 3 天可在病房内走动；第 4~5 天可逐步增加活动。

2）吸氧。氧流量为每分钟 2~5 L，以增加心肌氧的供应，减轻缺血和疼痛。

3）饮食。急性期 2~3 日内以流质食物为主，之后逐渐过渡到低钠、低脂、低胆固醇清淡饮食，提倡少量多餐。

4）通便。保持大便通畅，每日清晨可饮蜂蜜水缓解便秘。嘱病人不可用力排便，排便不畅时可给予缓泻剂，并适当按摩其腹部。

5）戒除不良嗜好，禁烟酒，生活规律。

6）心理支持。耐心陪伴病人，尽量减少探视；安抚病人，帮助其维持稳定的情绪，树立信心。

（2）缓解期照护要点

1）睡眠充足，情绪平稳，避免激动、劳累。

2）适当活动：病情稳定后可逐渐开始活动，选择适宜的康复锻炼项目和活动量，避免过度劳累。

3）合理饮食。食用低热量、低脂肪、低胆固醇、低盐、高纤维食物，多吃新鲜的蔬菜水果，不可暴饮暴食，肥胖者限制热量摄入并适当控制体重，戒烟限酒。

4）大便通畅。养成规律的排便习惯，保持大便通畅，切忌用力排便。

5）遵医嘱服药。在医生指导下服药，不可随意停药或换药，不适随诊。

6）严密观察病情。如出现突然的胸痛或呼吸困难、心慌、脉搏加快等不适，立即就诊。

7）随身携带保健卡和药物，定期复查。

三、冠心病的预防

1. 控制危险因素

控制冠心病的危险因素可归纳为以下五个方面。

（1）积极运动：根据个人的身体情况进行适当、适量的体育锻炼及体力活动，以不感疲劳为度。不宜做剧烈运动，如快跑、登山等，可进行慢跑、散步、柔软体操、打太极拳等有氧运动。

（2）控制体重：保持或减轻体重，能有效控制血压，降低血脂和血糖。

（3）戒烟限酒：香烟中含三千多种有害物质，如吸入尼古丁，会使心跳加快，血压升高，加速动脉硬化；长期嗜酒可使心脏发生变化，酒精可引起血管硬化和高血压等。

（4）合理饮食：给予低盐、低糖、低脂、低胆固醇饮食；注意保持食物多样化，以谷类为主，多吃新鲜的蔬菜水果；少食多餐；不饮浓茶、咖啡，少吃辛辣和刺激性过强的食物。

（5）稳定情绪：保证充足的睡眠和乐观、稳定的情绪。舒畅、平和的心态不仅是预防冠心病的重要因素，也是实现长寿的关键和秘诀。

2. 可靠持续的药物治疗

护理员应指导病人遵医嘱服药，不要擅自增减药量，并告知病人药物的用法、作用和不良反应；嘱病人随身携带硝酸甘油，以备病情发作时急救。

小提示

患冠心病的病人在生活中还需注意以下细节:

外出:病人不宜独自外出,应有人陪同;寒冷的季节应减少外出,避免感冒;外出时应随身携带急救用的药物和急救卡,急救卡上应填好病人的姓名、年龄、诊断病症、常用药品、家庭住址、联系电话等信息。

洗澡:病人不宜在饱餐或饥饿时洗澡,洗澡时间不宜过长,水温不宜过冷或过热,洗澡时不要反锁浴室门,以防发生危险时无法进入。

服药:病人应严格遵医嘱服药,积极防治高血压、糖尿病及高脂血症,定期体检。

小知识

冠心病介入治疗后的注意要点

冠心病介入治疗是目前治疗冠心病的常用方法之一,介入治疗后需注意以下三个方面。

1. 生活方式的干预。给予低盐、低脂、低胆固醇饮食,多吃新鲜的蔬菜水果;生活规律,不熬夜,戒烟、戒酒,保持心情舒畅,适量运动。

2. 规律服药治疗。支架植入术后的病人至少一年内需正规服用阿司匹林等药物,进行冠心病的二级预防。

3. 定期复查。按时到心内科门诊就诊,预防心肌梗死和其他心血管病再次发作。

模块四　高血压病人的照护

一、概述

高血压是一种常见的慢性病，也是多种心脑血管病的重要病因和危险因素，影响心、脑、肾等重要脏器的结构和功能，严重危害病人的生存和生活质量。

我国采用国际统一的高血压诊断标准，即在没有使用降压药物的情况下，成人收缩压≥140 mmHg和（或）舒张压≥90 mmHg即可诊断为高血压。根据血压水平，可将高血压分为1、2、3级。血压水平的定义和分类见表5-5。

表5-5　　血压水平的定义和分类（WHO/ISH）　　　　mmHg

分类	收缩压	舒张压
理想血压	<120 和	<80
正常血压	<130 和（或）	<85
正常高值	130~139 和（或）	85~89
高血压	≥140 和（或）	≥90
1级高血压（轻度）	140~159 和（或）	90~99
2级高血压（中度）	160~179 和（或）	100~109
3级高血压（重度）	≥180 和（或）	≥110
单纯收缩期高血压	≥140 和	<90

注：当收缩压和舒张压分属于不同级别时，以较高的分级为准；家庭自测血压135/85 mmHg相当于诊室的140/90 mmHg。

二、照护要点

1. 休息活动

（1）充足的休息。每天睡眠时间不少于 7 小时，养成早睡早起和午睡的习惯。

（2）合理的运动。避免长期静坐或卧床，白天进行适当的运动，如散步、做操、打太极拳等，但运动不可过度。

2. 饮食照护

（1）给予低盐、低脂、低胆固醇饮食。

（2）增加蔬菜水果等维生素丰富的食物摄入，多食含钾丰富的蔬菜（油菜、香菇、红枣等）和水果（柑橘、香蕉），预防便秘。

（3）少食辣椒、咖啡等刺激性食物。

3. 病情监测

（1）监测血压。每天定时为病人测量血压，使用固定血压计在固定环境下测量（测量前静坐或静卧 30 分钟）。当血压波动较大时，及时报告医护人员。

（2）防止意外。若病人突然出现头痛、头晕、恶心、呕吐、视力模糊、肢体麻木等情况，可能发生了高血压危象，应立即请医护人员救治。

（3）保持舒适的室温，避免洗澡受凉，冬季注意保暖。

4. 用药照护

（1）熟悉病人服用药物的名称、作用、剂量、用法、时间、不良反应及注意事项，做好标记。

（2）在医生指导下合理用药，严格遵医嘱给药，不可随意增减药量或改变用药时间，不可漏服或补服上次漏下的剂量，不信偏方。

（3）对痴呆或精神状态不佳的病人，要协助病人管理好药物，以防意外。

5. 预防意外

有些病人服用降压药后会出现眩晕等症状，当病人感到恶心、乏力时，护理员应使其立即平卧，取头低足高位，增加脑部供血。护理员应指导病人预防直立性低血压和晕厥等意外的发生，方法见表5-6。

表5-6　　　　　　　指导高血压病人预防意外

类型	预防方法
预防直立性低血压	（1）改变体位，动作要慢：病人从坐位或卧位起立，动作要缓慢，夜间起床大小便时尤为注意 （2）头晕不适，立即平卧：当病人发生头晕、软弱无力、恶心、呕吐等症状时，护理员应立即协助病人取平卧位，抬高下肢或用两个枕头垫高双下肢，以增加静脉的回心血量（见图5-4）
预防晕厥	（1）加强生活照顾：保持地面平整，无潮湿水渍；使用坐便器，高矮适度（见图5-5）；服药后避免剧烈运动 （2）避免引发脑缺血：沐浴水温和室温不要过高，时间不宜太久，避免洗蒸汽浴；避免长时间保持一个姿势站立；尽量避免下蹲动作

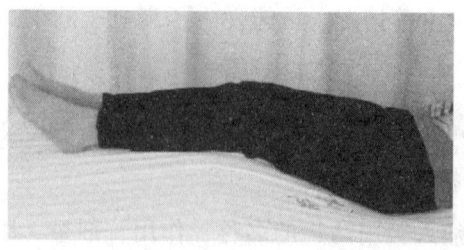

图5-4　抬高下肢

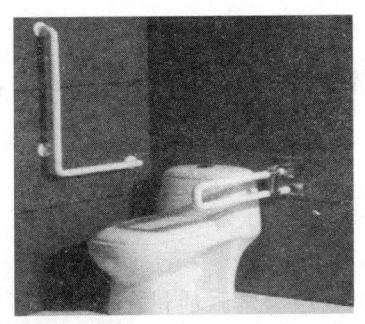

图 5-5　高矮适度的坐便器

6. 心理疏导

（1）协助病人保持情绪稳定，避免出现不良情绪。

（2）经常与病人谈心交流，进行心理疏导。

三、高血压的预防

1. 健康饮食

世界卫生组织建议每日摄盐量应低于 5 g，老年高血压病人应适度限盐。鼓励病人摄入多种新鲜的蔬菜水果、鱼类、豆制品、粗粮、脱脂奶以及其他富含钾、钙、膳食纤维食物。

2. 规律运动

建议病人进行适当的规律运动，如每周进行不少于 5 天，每天不少于 30 分钟的步行、慢跑和游泳等有氧体育锻炼。老年人不可剧烈运动。

3. 戒烟限酒

限制酒精摄入，男性每日饮用酒精量应低于 25 g，女性每日饮用酒精量应低于 15 g。每日白酒、葡萄酒（或米酒）、啤酒饮用量应分别少于 50 mL、100 mL 和 300 mL。

4. 保持理想体重

有计划地减轻体重是降低血压非常有效的方法，一般以每周减重 0.5~1 kg 为宜。超重或肥胖的老年高血压病人可适当控制能量摄入和增加体力活动，注意避免过快、过度减重。

5. 改善睡眠

保证充足的睡眠并改善睡眠质量，可以提高生活质量、控制血压并预防心脑血管病的发生。

6. 注意保暖

应保持室内温暖，经常通风换气；骤冷和大风低温时减少外出；适量增添衣物，避免血压大幅波动。

> **小提示**
>
> **老年高血压病人运动健康指导**
>
> 1. 运动时间：晨练不宜过早（早晨空气差），最佳时间是下午4点。
>
> 2. 运动强度：保持每分钟心率小于"170-年龄"为适中的运动量。
>
> 例如，60岁老年人运动后的心率不超过每分钟110次（170-60=110）。
>
> 3. 运动方式：步行是最好的运动方式，倡导日行一万步；也可选择打太极拳等有氧运动方式。
>
> 4. 运动要注意三个字——"三、五、七"。
>
> "三"指老年人要注意3个半分钟，3个半小时。3个半分钟，即早上醒来床上躺半分钟，床上坐半分钟，两条腿垂在床沿等半分钟；3个半小时，即早上起来运动半小时，中午睡半小时，晚上步行半小时。
>
> "五"指一个星期最少运动5次。
>
> "七"指运动强度适宜，即保持每分钟心率不超过"170-年龄"。

> 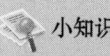 **小知识**
>
> 高血压饮食健康指导顺口溜
>
> 合理膳食笑眯眯,一二三四五六七!
>
> 一杯奶,二两米,三份蛋白,四注意!
>
> 五百克蔬菜,六克盐,七杯开水莫忘记!
>
> 烟伤肺,酒伤肝,鱼生火,肉生痰,青菜豆腐保平安!

模块五 患糖尿病病人的照护

一、概述

糖尿病是胰岛素分泌绝对或相对不足引起的以高血糖为主要特点的全身性代谢紊乱性疾病。糖尿病分为Ⅰ型糖尿病和Ⅱ型糖尿病,Ⅰ型糖尿病多在30岁之前发病,Ⅱ型糖尿病多见于40岁以上成年人或老年人。随着人口老龄化加剧,我国患糖尿病人数逐年增加。目前虽尚未有治愈糖尿病的方法,但通过正确的照护及有效的药物治疗可提高糖尿病病人的生活质量。

二、照护要点

1. 适当运动

血糖值大于13.3 mmol/L、收缩压>180 mmHg的病人不宜进行运动,应卧床休息。病情稳定者应安排有规律的合适运动,有效控制体重，提高胰岛素的敏感性。护理员需指导病人根据自身情况循序渐进，长期坚持运动，并记录好病人的运动情况。病人在空腹状态下不宜运动，以防出现低血糖；应提醒病人随身携带糖果饼干、糖尿病识别卡，以便发生紧急情况时及时处理。病人出现低血糖症状时应暂停运动并及时食用糖果饼干等。糖尿病病人的运动指导见表5-7。

表5-7　　　　　　　　糖尿病病人的运动指导

季节	运动指导
春季	（1）运动时间：应在下午或傍晚，不宜在早晨进行锻炼，因为春季清晨气温较低，而糖尿病病人又多有心脑血管并发症，遇冷空气刺激或劳累很容易突然发病 （2）运动形式：散步、慢跑等有氧运动，每次20~30分钟，每周不少于3次，以不感到明显疲劳为标准
夏季	（1）运动时间：夏季早晨气温适宜，但糖尿病病人不能空腹晨练，以免引发低血糖，进餐60分钟后运动最为合适 （2）运动形式：散步、游泳等有氧运动，每次20~30分钟，每周不少于3次，以不感到明显疲劳为标准
秋季	（1）运动时间：天气转凉，应在日出后温度适宜时进行锻炼 （2）运动形式：散步、慢跑等，秋季登高一直广受大家喜爱，但糖尿病病人最好不要进行登山、爬高运动，因为糖尿病病人往往伴有体形肥胖，爬高会加重膝关节的负担，引起关节的疼痛
冬季	（1）运动时间：应在温度较高时运动，不可在大雾、雨雪天气进行室外锻炼 （2）运动形式：冬季温度偏低，雨雪霜冻天气较多，运动过程中容易引发扭伤、跌倒等意外情况，糖尿病病人可选择动作幅度小、室内外皆可的太极拳等项目锻炼

2. 饮食照护

糖尿病病人的饮食控制是照护的基础也是重点任务。在保持总热量不变的原则下,实行低糖、低脂、低胆固醇、适当蛋白质、高纤维、高维生素饮食,忌烟酒,减少盐的摄入,忌甜食。糖尿病病人需严格按时、定量进食,锻炼前可适当进食,两餐之间饥饿可增加豆制品、蔬菜的摄入。若病人每周体重增长超过 2 kg,则需入院检查。糖尿病病人的饮食指导见表 5-8。

表 5-8　　　　　　糖尿病病人的饮食指导

季节	饮食指导
春季	(1) 宜食甘温、高纤维食物,可选韭菜、春笋、山药、豌豆苗、苦瓜、黑木耳等具有辅助降血糖、降血压作用的食物烹饪食用 (2) 不宜吃辛辣温燥类的食物,如羊肉、狗肉等,忌辛辣 (3) 应控制食用含糖量高的食物
夏季	(1) 宜多吃高纤维和有滋阴功效的食物,谷类如糙米、燕麦、薏米,蔬菜如花菜、莴苣、豌豆,肉类如鸭肉、鲫鱼、虾等,食用菌类如香菇、蘑菇、平菇、银耳等。这些食物微量元素、钾离子等含量丰富,对血糖的影响较小 (2) 气温较高,会使人食欲下降,食量减少,进餐时间也变得不规律,这对糖尿病的治疗与控制非常不利。护理员需指导病人适量、规律地进餐 (3) 血糖控制较好的病人可以适量食用水果和冷饮,但应非常谨慎,宜选择含糖量相对较低的水果,且食用量不可过多,最好在两餐之间食用,以保持血糖的稳定
秋季	(1) 食补以滋阴润燥为主,如乌骨鸡、猪肺、燕窝、银耳等,勿盲目进补 (2) 秋季气候干燥,糖尿病病人经常会感觉口干舌燥,护理员应鼓励病人多饮水 (3) 秋季食欲旺盛,病人应控制食欲,以"七分饱"为宜
冬季	(1) 少吃热量高的食物,主食宜用粗粮代替 (2) 病人需要补充蛋白质,可以适量增加鸡蛋、鱼肉、豆制品、乳制品等的摄入

3. 用药照护

（1）药物的选择应由医生根据病人的情况确定，不同的药物，服药的时间有所不同，护理员应指导病人严格按照要求执行。

（2）熟悉病人所用口服降糖药的药名、种类、剂量、服药时间和药物不良反应，协助病人按时服药。

（3）及时观察服药后病人的反应。

（4）照护接受胰岛素治疗的病人时，要在病人注射胰岛素时给予帮助，了解胰岛素注射的方法，所使用的胰岛素种类、名称和用量等。

> **小提示**
>
> **胰岛素的使用方法**
>
> 1. 保存方法。未开封时应在冰箱中保存（4~8 ℃），开封后在常温下可使用28天，避免太阳直晒。
>
> 2. 注射部位。常选用上臂三角肌、臀大肌、大腿前侧、腹部等皮肤疏松部位注射。注射部位要经常更换，防止出现硬结，每次注射部位距上次注射处的距离应大于2 cm。
>
> 3. 硬结处理。皮肤若出现硬结，可适当热敷，避免烫伤。
>
> 4. 无菌原则。严格消毒，无菌操作，防止感染。
>
> 5. 定期监测。病人使用胰岛素治疗过程中应定期监测其尿糖、血糖变化。

4. 低血糖反应照护

（1）原因。病人运动量过大，未按时进食或进食较少，注入胰岛素剂量或服药量过大等。

（2）表现。面色苍白、自感饥饿、头晕乏力、心慌冒冷汗、恶心呕吐等。

（3）处理。使病人立即平卧，检测血糖值，进食15 g左右糖类食物（糖果饼干等），也可进食100 mL左右的可乐、雪碧等饮料，观察症状是否缓解。日常做好血糖检测，以防出现低血糖。

5. 糖尿病足护理

糖尿病足多发于年龄较大、病程长且病情控制不佳的病人，主要表现为下肢缺血发凉，出现间歇性跛行及休息痛、夜间痛、溃疡等症状。

（1）足部观察。每日晨起观察病人双足1次，询问病人是否感觉麻木、刺痛，观察足部是否青紫、有水疱、溃疡等。

（2）足部清洁。每日为病人做好足部清洁，保持皮肤干燥，涂好润肤霜；勤换鞋袜（棉质袜子）；趾甲不可修剪太短。

（3）足部保养。不宜用热水等物品直接进行足部保暖，避免赤脚行走、赤脚穿凉鞋和拖鞋。

（4）足部运动。将脚提起放下，连续做15~20次；双脚与肩同宽，起立、坐下，重复做15次。

三、糖尿病的预防

1. 坚持体育锻炼，有助于保持血糖水平，降低糖尿病发生的风险。

2. 健康、清淡饮食，少摄入高热量、油炸食物，控制甜食的摄入，保证营养均衡。

3. 保持健康的体重。

4. 定期做好血糖的监测。

> 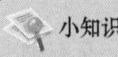 **小知识**
>
> **血糖值的判断**
>
> 正常血糖：空腹血糖<6.1 mmol/L，餐后2小时血糖<7.8 mmol/L。
>
> 糖尿病：空腹血糖≥7.0 mmol/L及（或）餐后2小时血糖≥11.1 mmol/L。

模块六 肿瘤病人的照护

一、概述

肿瘤是机体中正常细胞在内、外致瘤因素长期作用下发生过度增生及异常分化所形成的新生物，是一种复合和消耗性的疾病。恶性肿瘤是对人类生命健康危害最大的重要疾病之一，手术、化疗、放疗等是治疗肿瘤的主要方法。护理员在工作中要加强对肿瘤病人身心的照护。

二、照护要点

1. 心理照护

肿瘤病人一般身心疲惫，容易出现焦虑、抑郁等心理问题，故护理员采取有效的心理照护措施尤为重要。心理照护要注意以下几点。

（1）建立良好的照护关系。护理员注意避开病人的"敏感字眼"，语言得体，取得病人的信任。

（2）用同理心来理解病人。主动关心病人，站在病人的角度思考问题，鼓励病人倾诉内心感受。

（3）培养家属与病人的亲密关系。积极鼓励病人家属参与到照护中，让病人感受到家属、朋友爱的力量。

（4）用娱乐活动增加生活乐趣。可协助病人进行适度锻炼，或采用听音乐等方法帮助病人放松。

2. 饮食照护

（1）肿瘤病人宜进食高维生素、高蛋白、清淡、易消化的食物，以改善营养状况，提高抗病能力。

（2）在放疗、化疗间歇期，可给予病人浓缩优质蛋白质。

（3）餐前适当用药控制疼痛和恶心等症状，饭菜烹饪加工方面尽量做到色香味俱全，以刺激病人的食欲，给病人创造一个愉快、舒适的就餐环境。

（4）少量多餐，适时科学进补。

3. 化疗照护

（1）静脉炎。药物外敷或者热敷，鼓励病人多活动肢体，促进血液循环。

（2）胃肠反应。化疗药物容易造成病人恶心、呕吐等不适，护理员需为病人准备好清淡、易消化、高蛋白饮食，鼓励病人多饮水，指导病人进行深呼吸和有意识吞咽。注意化疗前后 2 小时不可进食。

（3）脱发。一般在化疗后 2 个月左右病人会出现脱发现象，停药后逐渐缓解，护理员需做好病人的心理疏导。

4. 疼痛照护

疼痛是肿瘤病人最常见的症状，影响病人的睡眠、饮食等，严重时会使病人产生焦虑、抑郁等心理问题。护理员需采取多种有效的照护措施，在一定程度上减轻病人的疼痛感。肿瘤病人的疼痛照护方法和说明见表 5-9。

表 5-9　　　　　　　　　　肿瘤病人的疼痛照护

照护方法	操作说明
药物止痛	护理员要了解药物的名称、剂量、副作用，严格遵医嘱给药，一般先从小剂量开始；常用给药途径有消化道给药、皮下、肌内或连续静脉给药、镇痛泵给药等
分散注意力	告诉病人疼痛是一种常见的病理状态，烦躁和忧虑只会加重疼痛；可适当让病人与亲戚朋友闲谈、讨论病人感兴趣的话题、观看电视节目等，以此分散病人注意力从而减轻疼痛
放松疗法	病人短暂疼痛加剧时可采用打呵欠、叹气等方法放松；持续性疼痛时可采用腹式呼吸，并嘱病人垫软枕，改变体位，屈膝、屈髋，放松腹肌、背肌、腿肌，闭目深呼吸
物理止痛	（1）在疼痛部位用冷或热，能够缓解病人疼痛。使用时应用毛巾包裹热水袋或冰袋再进行局部热敷或冷敷，以免引起烫伤或冻伤 （2）轻轻按摩病人背部、四肢或者疼痛部位，有助于松弛肌肉、缓解疼痛，按摩时手部应涂抹润肤霜

> **小提示**
>
> 世界卫生组织将疼痛分为以下四级：
>
> 1. 0 级：无痛感。
> 2. 1 级（轻度疼痛）：有疼痛感但不严重，可忍受，睡眠不受影响。
> 3. 2 级（中度疼痛）：疼痛明显，不能忍受，睡眠受干扰，要求镇痛。
> 4. 3 级（重度疼痛）：疼痛剧烈，不能忍受，睡眠严重受干扰，需要使用镇痛剂。

5. 临终关怀

当病人得知自己得了癌症且已到晚期后，会出现强烈的心理变化，经历以下阶段，护理员需有针对性地提供恰当的照护。

（1）否认期。即病人不相信自己生命将尽，存在侥幸心理。此时护理员需帮助病人控制肉体上的痛苦，给予病人希望，不要揭穿病人的防卫机制，但也不要对其撒谎。

（2）愤怒期。即病人对自己的命运感到暴怒。此时护理员需多倾听，少惹怒，多安慰，多用一些理解的语言，如"我知道您心里不好受，我有什么可以帮到您的吗"。这时候还要引导病人家属理解、关怀病人，做好病人与家属的协调。

（3）协议期。即病人对自己的生命还抱有希望，想要通过努力来延长生命。此时护理员需做好两手准备，一方面降低病人家属的期望值，另一方面对病人讲解生命的意义，加强照护，细心照料。

（4）绝望期。即病人彻底绝望，容易出现轻生念头。此时，护理员可与病人家属做好陪伴工作，满足病人未完成的心愿，密切观察病人言行，防止病人自杀。

（5）接受期。即病人接受患病事实，身心极度衰弱，表情淡漠、平静。此时护理员可引导病人写下心愿，关心、尊重病人，使其平静、安详地走完人生之旅。

三、肿瘤的预防

肿瘤的发生是内因外因综合作用的结果，预防肿瘤需要在平时的生活中保持健康的生活方式，注意作息规律，营养均衡，适当运动,尽可能避免食用腌制、烧烤、油炸食物,戒烟酒,保持心情愉快,每年规范体检一次。

 小知识

乳腺癌病人功能锻炼

乳腺癌手术后进行早期功能锻炼可减少瘢痕牵拉,恢复手术侧上肢功能。

术后24小时:活动手指及腕部,可做伸指、握拳、屈腕等锻炼。

术后1~3日:健侧上肢(可由他人协助)进行屈肘、伸臂等锻炼。但术后3日内患侧肩部须制动,以免皮瓣移动影响愈合。

术后4~7日:病人可坐起,鼓励病人自己洗脸、刷牙、吃饭等,并用患侧手触摸对侧耳朵进行锻炼。

术后1~2周:进行肩关节运动,如转绳、推墙等。

第6单元 心理照护与人际沟通

模块一 病人常见心理特征

病人生病后，只要意识清楚，就会发生各种复杂的心理活动。由于一般疾病和某些特殊疾病的病情、治疗效果、所需医疗费用等差异较大，病人的心理特征也会有所不同，护理员在照护病人时应分别给予相应的心理疏导。

一、一般病人的心理特征

1. 主观感觉异常

（1）原因。病人生病之前往往集中精力忙于工作和学习，一旦生了病，就会把注意力集中在自己的身体上，甚至对自己的呼吸、心跳等声音都特别敏感。

（2）主要表现。病人不仅对声、光、温度等外界刺激很敏感，还对自己的体位、姿势觉察得很清楚，对疼痛更是异常敏感。有的病人会觉得被子沉、枕头低，在床上辗转反侧；有的病人会出现知觉异常，正常人认为鲜美的味道，病人却可能感觉没有味道；有的病人会在其他人说笑时感到心烦与反感，产生"我这么不舒服，你们还笑得出来"的心理。

（3）心理疏导。护理员可对病人的某些感觉选择性忽视，避免病人过多、过度地关注自己的主观感觉；对暗示性强的病人应用正向语言与其沟通，如"现在好点儿了吧"，利于对病人产生积极暗示；借助"共情"宽慰病人并转移其注意力，如"躺在床上这么久肯定不舒服的，换成任何人都会有跟您一样的感觉，您熬一熬很快就过去了。现在我们一起听一个故事吧"。

2. 心境不良、情绪低落

（1）原因。生病是不愉快的事，身体的各种不舒服容易导致病人心境不良，情绪低落，十分烦躁。

（2）主要表现。病人容易焦虑、愤怒或意志消沉，很多病人会经常发脾气，变得更任性、固执，病人家属、护理员以及护士等身边的人会成为病人发泄不良情绪的最主要对象，一不小心就会被埋怨甚至被骂。

（3）心理疏导。护理员应体谅病人的这种心态，用乐观的心态影响病人，做到尊重、体贴、包容。

3. 被动依赖

（1）原因。一个健康人一旦生了病，就会得到家属和周围亲朋好友的关心照顾，突然成为大家关注的焦点。很多病人会很享受这种被重视的感觉，依赖性增强。

（2）主要表现。病人本来可以自己做的事却不愿意自己做，本来能吃下去的食物几经劝说也吃不下；一贯独立性很强的人突然变得没有主见，一向自负好胜的人突然变得没有信心；希望得到更多亲友的探望、医护人员的关心和温暖。

（3）心理疏导。照顾被动依赖的病人，护理员要在充分关爱的基础上设法激发病人主动自理的积极性，鼓励他们克服困难、努力战胜"病魔"。

4. 自尊心过强

（1）原因。生病后病人的自我价值感受到影响，自尊心也会不同程度地受损。

（2）主要表现。病人往往会比平时更敏感，点滴小事也要斤斤计较，比如有些病人被直呼姓名，或被以床号代替姓名时，心里就不舒服。

（3）心理疏导。护理员照护自尊心过强的病人时，尊重是第一要点，称呼他们的职务、职业会让他们感到被尊重。照护同一病房的几位病人时，绝对不能当面或背后以床号称呼他们。

5. 疑心过重

（1）原因。生病后病人往往会变得神经过敏、疑神疑鬼，常有缺乏根据的猜测，影响对事情的正确判断。

（2）主要表现。对医护人员不信任，主观臆断甚至怀疑医生的诊断与治疗等。

（3）心理疏导。照护疑心过重的病人时，护理员应利用自己掌握的医学和护理知识，在医生、护士健康教育的基础上，用通俗易懂的语言开导病人。

6. 焦虑、恐惧

（1）原因。焦虑是一种说不出担心的对象是什么、为什么会担心和害怕的情绪状态；恐惧是在可怕情景下产生的一种十分紧张的情绪反应。焦虑和恐惧既可能来自疾病本身的临床表现，也可能来自因为疾病而导致的不确定感。

(2) 主要表现。有些病人在住院后听到、看到周围病人的状况，不禁产生一种巨大的恐惧感，怕痛、怕手术、怕落下残疾、怕死去等心理使其过分紧张；有些病人在家庭中担任重要角色，孩子弱小，父母年迈，自己放心不下，故显得顾虑重重、焦虑不安。

(3) 心理疏导。护理员应对焦虑、恐惧的病人进行细心、耐心的身体照护及心理安慰，了解病人焦虑、恐惧的原因，并引导其积极乐观地对待生活，缓解病人的焦虑、恐惧感。

二、特殊病人的心理特征

1. 瘫痪病人

脑血管意外（中风）、车祸、高空坠落等意外伤害都可能导致瘫痪。病人由于难以下床活动，生活自理能力下降甚至丧失，容易产生悲观、失望等负性情绪，严重者甚至出现轻生的念头和行为。

(1) 心理特征

1) 无助与自卑。病人瘫痪后，不能自己料理清洁、进食饮水等日常生活，无助与自怜感油然而生。伴随无助自怜而来的，是自卑乃至抑郁，病人感觉到自己成了家人和社会的累赘，不但不能再给家庭做贡献，还拖累了全家人，情绪愈加低落。

2) 急躁与激惹。瘫痪病人的康复是一个长期的过程，康复效果不会立竿见影，经常会停滞不前，甚至很容易到达平台期或极限，此时病人很容易出现"怎么今天还是这样？我好没用"等急躁情绪。

3) 期待与失望。瘫痪病人不管是在急性期还是在慢性期，大都希望获得同情和支持，得到最好的治疗和照护，急切地盼望早日康复。这种期待的心理促使病人要求家人能为他四处求医、八方寻药。若一切努力无济于事，没有使其好转，病人就会感到心灰意冷，悲观失望。

4) 孤独与寂寞。病人离开了工作单位，因住院而不得不离开家庭，周围接触的都是陌生人，容易产生孤独感。

5) 依赖与退化。部分独立性较差、依赖性较强的病人，瘫痪在床后，身体活动受到限制，会逐渐懒于活动，只享受他人的帮助，甚至自己能做的事情都不愿意做，不愿意从病人角色中回到家庭和社会，产生"我是病人，你们就应该好好照顾我"等心理。

(2) 心理疏导

1) 耐心开导、安慰病人，用关爱温暖病人的心田，分享康复较好的病例，鼓励病人树立勇敢面对生活的信心。

2) 把刀具、绳子、药物等危险品放在病人不易拿到的地方，避免病人做出自杀等危险行为。

3) 进行康复训练时多表扬鼓励病人，如"你今天走的距离和昨天看起来差不多，可是你今天走起来没有昨天那样喘了！这就是进步啦！你明天一定能再多走几步的"。

4) 多与病人聊聊天，给病人看他喜欢的电视节目、听广播等，排解病人心中的郁闷，纠正负性情绪；鼓励病人家属、亲友常探视病人，给予其更多关爱。

2. 慢性病急性发作病人

由于生活方式、环境因素、心理因素等影响，慢性病的发病率越来越高，不仅多发于老年人，中年人甚至青年人群体中也越来越多见。常见的慢性病有高血压、冠心病、慢性支气管炎、糖尿病等。

（1）心理特征

1）恐惧与推诿。一旦慢性疾病急性发作，极度的痛苦会令病人无比担心，产生"这次真的扛不过去了"的心理，对死亡的恐惧会占据病人的整个大脑。如果发生了严重的并发症，病人就可能怨天尤人，甚至把对残疾、死亡的恐惧转化为愤怒发泄在医护人员和家属身上，推卸自己的责任。

2）孤独与失落。若病人家属因为病人疾病多次发作或工作繁忙而不去照护他，病人就会感觉家属对自己不够关心，如果家属不肯出钱给自己治病，病人就会产生被遗弃感。病人住院后人际交往较局限，对周围的人或环境不熟悉，也容易产生孤独感。

3）沮丧与抑郁。慢性疾病需要长期甚至终身治疗，服药或注射胰岛素、使用家庭呼吸机等，会明显降低病人的生活质量，加重家庭的经济负担；病人本身劳动能力的下降或丧失，更严重影响病人的生活信心；不能随性吃喝，使病人的生活乐趣明显降低。因此，患慢性病的病人容易产生沮丧甚至抑郁心理。

（2）心理疏导

1）护理员要理解病人对责任的推诿是身心遭受重创后的自我保护心理的体现，要避免与其争执或对质，多给予安慰和鼓励。

2）护理员应多陪伴病人，与其聊天，开导劝慰病人，鼓励病人积极配合治疗，早日战胜病痛、稳定病情，乐观健康地生活下去。

3）护理员应加强安全意识，随时关注病人是否产生悲观、绝望及轻生的念头，排除安全隐患，藏好危险物品，及时将病人的言行告知病人家属、护士和医生，最大限度地避免意外发生。

3. 意外伤害病人

对意外事故中发生严重伤害的病人，由于事故突如其来，意识清醒的病人往往没有任何思想准备，巨大的生理与心理应激反应使病人在身体遭受严重创伤的同时还经历了情绪休克。

（1）心理特征

1）恐惧、紧张与焦虑。突然遭受意外伤害特别是严重的复合外伤，病情瞬息万变，时刻有生命危险，病人对此缺乏足够的思想准备，难以避免地会出现恐惧、紧张、焦虑等情绪。

2）否认、后悔与愤怒。如果保命的代价是失去某个肢体或器官、脏器等，病人在手术结束麻醉苏醒后，第一反应往往是否认，如截肢者不敢、不愿看到空荡荡的袖管或裤管，不断后悔于"我为什么不再晚一点儿出门？我为什么一定要坐这趟车"等。难以否认铁一般的事实后，病人会直接爆发难以遏制的愤怒："为什么会这样？为什么是我？""老天为什么要如此惩罚我？"

3）急躁、孤独与抑郁。因意外伤害造成严重身体损伤的病人，一般会住进重症监护病房（ICU）经历较长时间的救治，如病人意识清醒，看着旁边的病人身上插满各种管子，用着各种救命仪器，随时都会突然离去，病人常会出现恐惧、孤独、急躁。

4）依赖、接受及适应。经过积极抢救与精心治疗护理，意外伤害病人转危为安、病情稳定后，部分依赖性较强的病人会担心病情反复，或因担心在普通病区不能得到及时有效的救治而不愿意转科；也有生活态度比较积极乐观的病人，他们在医护人员的精心救治和心理干预下，能够适时调整自己的心态，接受残疾等事实，努力配合康复训练，最大限度地适应新的生活方式。

（2）心理疏导

1）护理员应关爱病人，陪伴他们，给他们安全感，倾听病人的宣泄，尽自己所能帮助病人。

2）护理员应鼓励病人适时调整自己的心态，接受现实，积极主动地迎接新的挑战，努力配合康复训练，最大限度地适应新的生活方式。

4. 患阿尔茨海默病病人

阿尔茨海默病又称老年痴呆，是一种渐进性大脑退行性疾病，是当前威胁老年人身心健康的主要疾病之一，严重影响病人及其家属的生活质量。

（1）心理特征

1）记忆下降。病人记不清时间、地点、人物，记不住刚刚发生的事情，到疾病的中晚期遥远的事情也会忘记，最终的结果是忘了家人，忘了自己。除此之外，病人还会有失语、失用、失认等表现。

2）智力下降。病人的智力会逐渐下降，慢慢难以胜任工作，甚至丧失日常生活中料理家务的能力。

3）性格改变。疾病早期病人逐渐对日常生活中的爱好丧失兴趣；疾病中期病人在公共场合也会出现不适当的行为，言行幼稚，与其身份不相称；疾病晚期病人行走困难，需要坐轮椅甚至卧床，大小便失禁甚至用手抓大便等。

（2）心理疏导。

1）了解病人这些看似奇怪的想法和做法其实是病人自己难以控制的疾病表现，从而理解、包容病人。

2）宽容善良、吃苦耐劳，对待病人像家长对待自己的孩子一样充满爱心、耐心细致。

> **小知识**
>
> **患阿尔茨海默病病人性格改变举例**
>
> 1. 原本沉默寡言的人变得滔滔不绝，原本性格开朗的人变得淡漠少语，情绪大幅度波动或郁郁寡欢。
> 2. 性格变得多疑，怀疑配偶不忠，怀疑儿女不孝，怀疑别人偷了自己的东西。
> 3. 原本性格和蔼的人变得爱与别人生气，说话特别冲，总说一些不中听的话，经常骂人甚至打架；原本无私的会把好吃的藏起来一个人偷偷地吃，不再与家人分享。
> 4. 有些不缺钱的病人爱捡破烂，家里堆满了垃圾。
> 5. 有些病人跟踪儿女，窃听甚至窥视他们在做什么。
> 6. 有些病人会出现幻听或幻视，拿着棍子追打自己在幻视中看到的物体。

模块二　与病人沟通

沟通是人与人之间信息交流和传递的过程，包括信息的传出者、接收者、沟通信息、沟通途径、反馈、沟通背景六个要素。根据形式不同，沟通可分为语言沟通和非语言沟通，两者常同时应用于人际沟通，起到相辅相成的作用。

因生理、心理产生一系列变化，病人的心理特点及沟通方式往往与健康人不同。护理员与病人进行语言沟通与非语言沟通有机结合的有效沟通，有利于促进和维护病人身心健康。

一、与病人语言沟通

语言沟通是指以语言或文字的形式将信息传递给接收者的沟通方式。

1. 原则

护理员在沟通过程中应以病人为中心，善意地理解和尊重对方，使其切身感受到自身价值所在。沟通时要坚持以下三方面原则。

（1）同理胜于同情，理喻胜于教训。

（2）多听胜于多说，了解胜于判断。

（3）亲切胜于亲热，态度胜于技术。

2. 技巧

病人生病后容易变得敏感、焦虑，常常感到孤独、寂寞等，护理员应给病人提供足够的自我表达的机会，多给予正向鼓励、陪伴，从而促进与病人的有效沟通。

（1）把握交谈时机。交谈前应了解病人的身心状态、个性特征和生活习惯，特别是作息时间、兴趣以及忌讳，把握好交谈时机。向病人提问时，要态度和蔼、面带微笑，让病人有亲切感。

（2）恰当切入话题。在与病人沟通中选择合适的谈话切入点可起到事半功倍的作用，可以使病人充分体会到护理员对自己的尊重。护理员可以从打招呼、日常问候开始，用病人职业或与职务有关的尊称，如"马工""何老师""龚局长""顾老"等，必要时可以询问病人希望被别人怎么称呼。初次见面时要先做自我介绍，也可适当自我表露，待取得病人信任后再开展深层次的交谈。若已多次接触，应避免问病人"您还记得我吗？"这类问题，而应改用"我又来看您啦!"等话语,以免病人因健忘而尴尬。

（3）正确选择话题。提问方式多采用开放式,如"今天您想谈些什么?""您可以告诉我您在想什么吗?"。对于话题的选择,可先请病人谈家乡、亲人或以前引以为傲的事情,也可请病人传授知识与经验,还可让病人讲述身世、成功经验等,要有尊重之心,多加肯定,建立轻松、融洽的沟通氛围。

（4）善用正向激发。合理使用安慰、鼓励、劝说等语言技巧,增进交流,运用一些正向的暗示性语言增强病人的信心,真诚的赞赏会使病人因被肯定而更愿敞开心扉。沉默也是一种交流的方式,适当的沉默能起到"此时无声胜有声"的效果,给沟通双方以调适的机会,但需正确应对不恰当的沉默。沟通时可重复最后一句话或几个词,以鼓励病人继续说下去；也可在病人讲完时回答"嗯""是的""我知道你为什么对他这么失望了"等,引导病人继续说下去；连接性语言可激发病人倾诉,如"哦,原来是这样啊？然后呢?""非常好的想法,您打算怎样去做?"等。

（5）选择接近方位。在与不同的病人交谈时,要选择不同的接近方位。对于视力受损的病人,应站在病人能看清的地方进行交谈,使交谈顺畅自然；对于偏瘫偏盲的病人,应从病人健侧走近,避免病人因偏盲看不到他人靠近而产生不安全感；不要从背后接近病人或直接拍打病人的后背打招呼,以免使病人受到惊吓。

（6）避免不愉快的对话方式。与病人沟通应避免采用争论式、批判式、说教式、警告式、责问式等沟通语气和语言,如"难道你说的比我还有道理不成?""你怎么可以这样说?""这就是你的不对了!""你应该让着她!""你怎么这么不小心!""你又不听话了!"

"看你又尿床了！再这样我不让你喝水了！""你再这样我要告诉医生护士了！"等。这些话会使病人的感情受到伤害而影响其对护理员的信任。日常照护过程中护理员常因忙碌和不注意发生此类情况，对此护理员需要不断自我训练、自我提高。

（7）巧用书面沟通。与听力障碍病人沟通时，若病人有一定的文化基础，书面沟通是最合适的方法，沟通时应注意以下问题。

1）使用与背景颜色对比度高的字体。

2）言简意赅，避免长篇大论，用更大的字或更醒目的颜色强调重点的词或句。

3）运用简明的表格、直观的图片或动态的媒体（如动画、视频）等方式辅助表达。

4）注意用词通俗易懂，不使用专业术语和笔画太多的字。

若听力障碍病人是文盲，护理员也可以通过画画等方式来表达，鼓励病人用点头、摇头等表达他的意愿。

若病人因气管插管等难以口头回答问题时，护理员可以鼓励其用点头、眨眼等回答"是"或者"不是"；若问题较复杂，也可给病人纸笔，让其简单写或画出自己的意思。

二、与病人非语言沟通

非语言沟通是借助身体姿势、人际距离、身体接触、辅助语言和类语言、倾听、共情等非语言符号与接收者进行沟通的方式。在人际沟通中非语言沟通能传递比语言沟通更大的信息量，而且信息更真实、可靠。护理员需了解非语言沟通的作用和技巧，并能在照护病人的过程中正确使用。

1. 身体姿势

身体姿势主要包括目光（眼神）、面部表情、姿势、举止动作等。目光（眼神）是反映个人内心真实想法的最重要的非语言行为；面部表情最容易被察觉和理解，是理解双方情绪状态的有效途径；姿势和举止动作能如实反映真实情感，如面对面、身体前倾意味着关注或接受，背对背、身体后仰、双臂抱胸前则透露出拒绝、疏远以及不信任等。在与病人沟通过程中，护理员可以通过观察病人的目光、各种面部表情与姿势等，了解其真正的情绪和身体状态，这种信息有时比语言更可靠。

2. 人际距离

人际距离是沟通双方的空间距离，它是人际交往中特殊的无声语言，直接反映了沟通双方关系的密切程度。护理员在与病人沟通中要注意病人对距离的敏感性，保持恰当的距离，促进有效沟通。初次沟通时双方之间保持 1.21~3.6 m 的社交距离为宜；双方熟悉以后，沟通时以 0.46~1.2 m 的个人距离为宜；在帮病人进行清洁等照护或抚慰病人时，可采用 0~0.45 m 的亲密距离。超过 3.6 m 的公众距离（演讲距离），护理员在与病人沟通中不宜使用。

3. 身体接触

触摸、轻拍、拥抱等身体接触可以增加信任和支持感，尤其对于病重的病人，适当的身体接触可以起到一定的抚慰作用。护理员可根据病人的性别、年龄等因素审慎地、有选择地使用不同方式的身体接触，但要注意不可突然从病人背后或其视线看不到的地方接触病人身体，以免病人受到惊吓。护理员要注意观察病人面部表情和被触摸部位的反应，如松弛表示接受且安逸，紧绷表示不舒服等。同时,护理员要避免接触病人易破溃的皮肤或某些敏感部位。

4. 辅助语言和类语言

辅助语言包括声音的音调、音量、语气、停顿等,类语言指有声而无固定意思的声音,包括呻吟、叹息及叫喊等。在与病人沟通中,护理员要注意对辅助语言和类语言的使用,可借助"嗯""哦"等,结合点头、感兴趣的目光等肢体语言,鼓励病人倾诉。

5. 倾听

与病人沟通时,护理员要专心致志地倾听,及时对所听到的内容进行反馈,适时地以"嗯""对""哦"等应答,让病人感到你在听、听懂了并且很感兴趣,感到你很重视他,这样有利于继续交流。同样,护理员在传递信息时,要及时观察或以简单提问的方式了解病人是否愿意听、是否听懂等,以便判断是否适宜继续交流以及怎样进一步交流。护理员应使用鼓励的眼神、点头等技巧,耐心倾听病人的倾诉,避免不耐烦的表情、眼神和语气等。在病人倾诉时护理员自顾自地做自己的事,很不利于建立病人对护理员的信任。

6. 共情

共情也称同理心,即换位思考,指在人际交往过程中,能够体会他人的情绪和想法,理解他人的立场和感受,经常思考"如果我是他,我会怎么想、怎么做?会不会和他一样?"。护理员要学会共情,理解病人的语义和想法,体谅其处境,耐心倾听病人的"唠叨",并适时回应其感受,鼓励其倾诉。

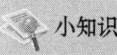 小知识

护理员常用沟通用语

1. 您好！我是护理员×××，您需要做××（检查），由我带您去，请跟我走。（注意：带病人外出前必须通知护士）。

2. 让我扶着您（一手扶病人腰，另一手扶病人搭在自己肩上的手，或双手分别扶病人的背侧腋下，并说"扶着我，小心"）。

3. 让我搀着您（一手扶病人上臂，另一手握住病人手腕，并说"抓紧我，慢慢走"）。

4. 让我扶您坐在轮椅（躺在平车）上（躺在平车上时，病人头部应位于大轮端，护理员应在病人的头端；推出病区前，应将病人的四肢固定好，以免碰伤或滑脱；推行中保持平稳，上坡宜推、下坡则拉，上下坡时病人头部均应在高位）。

5. 让我帮您提（拿）……好吗？（征得病人及其家属同意后方可帮助提拿物品，注意轻拿轻放；贵重物品需由病人或其家属自己拿；将物品送到目的地后，与病人或其家属清点物品数量，认可后再离开）。

6. 要吃饭了，我先帮您洗洗手，准备吃饭，好吗？

7. 吃完饭了吗？我帮您洗碗，好吗？

8. 这是温水，您试一试水温是否合适？

9. 我现在可以帮您整理床铺吗？

10. 让我帮您擦身（洗脚），可以吗？

11. 让我帮您换衣服（裤子），可以吗？（脱衣时先脱健侧肢体后脱患侧肢体，穿衣时先穿患侧肢体后穿健侧肢体）。

与病人交谈时，不插话，更不能抢话，当被问到有关问题时，有问必答，语言简练。

照护病人时，要用商量的口吻；工作有失误时，应向病人表示歉意。尽量降低声调说话，多用礼貌用语，如"谢谢""请""对不起"等。

> 恰当称呼病人，直呼其名仅适用于关系密切的人之间，护理员最好称呼病人职务、职称或者同志、先生、女士等。对长辈，以"老"字构成尊称，如"张老""老伯""老人家""老先生"等，注意讲话的语气、语调要保持谦和。

模块三 与医护人员沟通

护理员为病人提供照护服务，是病人的代言人，是病人、病人家属和医护人员之间的联系纽带，工作中做好与医护人员的沟通，可促进医患、护患双方建立信任合作的关系，从而帮助病人尽快康复。

一、主动沟通

护理员既要主动观察和询问病人的感受，也要主动向医护人员了解、反映病人的情况。在医护人员查房之前，准备好要反映的情况和需要询问的问题，及时、准确、全面反映病人情况，记录和执行医护人员的嘱咐。如遇到困难和疑惑，及时寻求医护人员的帮助和支持。

二、沟通内容

护理员要向医护人员了解包括医院的规章制度、病人的经管医生和责任护士姓名、检查结果、治疗方案等情况，掌握病人服药、治疗、康复的时间、方法和各项身体检查前、后的注意事项，询问疾病的诊疗和照护注意事项。向医护人员反映病人的病情、主诉、配合程度、衣食住行、排泄情况、生活习惯、家庭和社会关系等。出院前应向医护人员询问病人出院用药、休息、康复、运动、保健、饮食禁忌、安全隐患和防护措施等,以便实施或反馈给病人及其家属。

三、沟通技巧

照护工作繁杂,为避免遗漏,做到有效沟通,护理员应准备笔、笔记本和钟表,记录沟通的日期、时间、内容和需要转告医护人员、病人及其家属的事项等,及时准确反馈,保证信息的有效性。

当医护人员嘱咐时,护理员不要随意阻止或打断医护人员讲话,如需提问,要等医护人员说完之后。履行医院规章制度,仔细、认真、全面地记录和执行医护人员的嘱咐,有疑问时应及时询问医护人员。护理员要通过勤劳努力的态度,传递积极热情、主动做事的信息,促进病人康复,建立与医护人员相互信任的关系。

护理员日常记录的内容见表6-1。

表6-1　　　　　　　护理员日常记录内容表

日期	时间	医护嘱咐事项	嘱咐人	完成情况		家属嘱咐事项	嘱咐人	完成情况	
				是	否			是	否
		其他事项:							

附 录

护理员工作满意度调查表

护理员工作满意度调查可以在一定程度上反映护理员的服务质量，有利于对护理员服务进行客观评价。护理员工作满意度调查表示例见附表。

附表　　　　　护理员工作满意度调查表示例

项目	质量标准	非常满意	满意	不满意
服务态度	热情、耐心服务病人，体谅病人疾苦			
	仪表、仪容、行为规范，不喧哗，有礼貌			
	不随便取用病人财物			
	不做私活，不闲坐聊天，私人电话时间不超过5分钟			
服务质量	遵守医院规章制度			
	准确、及时执行医护人员嘱咐的照护工作			
	满足病人生活照护的合理需求，保护病人隐私			
	严密看护病人，无受寒、跌倒、误吸、烫伤等意外			
	床单位整洁，病人衣裤、头发、皮肤、指甲、外阴部整洁无异味			

续表

项目	质量标准	非常满意	满意	不满意
服务质量	正确执行身体检查前、后注意事项			
	病人感觉舒适、满意			
	因特殊情况需离开病人时向医护人员请假，完善防护措施，确保病人安全			
服务效率	有效沟通病人、病人家属和医护人员信息			
	正确执行消毒措施，规范洗手			
	及时、准确收集检验标本			
	安全、准时运送病人外出检查或治疗			

培训大纲建议

一、培训目标

通过培训,培训对象可以对病人进行一般性看护和照护。

1. 掌握护理员工作职责和行为规范基本要求,具有良好的护理员职业素质和职业道德修养。

2. 明确病区环境管理要求,掌握床单位的准备和出入院照护工作要点。

3. 掌握生活照护基本知识,掌握压疮的预防和排泄异常的照护要点,熟悉病人的饮食种类,具备对病人进行饮食、排泄、睡眠、清洁照护的能力。

4. 熟悉技术照护基本知识,具备初步预防院内感染、冷热疗照护、测量生命体征、用药照护和应急救护的能力。

5. 能对卧床病人进行体位转换,能使用助行器、轮椅转运病人。

6. 了解常见的慢性病,能对患慢性病的病人进行照护。

7. 了解病人常见的心理特征,具有良好的人际沟通能力和服务意识。

二、培训课时安排建议

总课时数:60课时。

理论知识课时:27课时。

操作技能课时：33课时。

具体培训课时分配见下表。

培训课时分配表

标题及内容		理论知识课时	操作技能课时	总课时	培训建议
第1单元	岗位认知	2	1	3	重点：礼仪规范、职业道德 难点：礼仪规范
	模块一 护理员职业道德和工作职责	1	—	1	
	模块二 护理员礼仪规范	1	1	2	
第2单元	生活照护	11	18	29	重点：为病人喂食喂水；为鼻饲病人灌注食物；协助卧床病人使用便盆；棉棒擦拭法；床上洗发；为卧床病人更换被服；协助病人更换衣裤；床上拭浴；背部护理；三种铺床法；入院前的准备，出院后的处置 难点：病人的饮食种类，排泄异常病人的照护，预防压疮的方法
	模块一 病区环境整理	1	2	3	
	模块二 饮食照护	1	3	4	
	模块三 排泄照护	2	1	3	
	模块四 睡眠照护	1	—	1	
	模块五 清洁照护	5	12	17	
	模块六 出入院照护	1	—	1	
第3单元	技术照护	5	9	14	重点：护理员个人卫生要求，紫外线灯管消毒法，乙醇拭浴法，测量体温、脉搏、呼吸、血压的方法，预防跌倒、噎食救护、心肺复苏术
	模块一 预防院内感染技术	1	2	3	
	模块二 冷热疗照护	1	2	3	

续表

标题及内容		理论知识课时	操作技能课时	总课时	培训建议
第3单元	模块三　测量生命体征	1	2	3	难点：化学消毒灭菌法，冷热疗的作用与禁忌证，静脉输液照护
	模块四　用药照护	1	—	1	
	模块五　应急救护	1	3	4	
第4单元	体位转换与转运照护	—	4	4	重点：协助病人翻身侧卧，助行器的使用，轮椅的使用 难点：轴线翻身法
	模块一　体位转换	—	2	2	
	模块二　转运照护	—	2	2	
第5单元	常见慢性病照护	6	—	6	重点：常见慢性病的照护要点 难点：常见慢性病的特点
	模块一　患慢性支气管炎病人的照护	1	—	1	
	模块二　患脑血管病病人的照护	1	—	1	
	模块三　患冠心病病人的照护	1	—	1	
	模块四　高血压病人的照护	1	—	1	
	模块五　患糖尿病病人的照护	1	—	1	
	模块六　肿瘤病人的照护	1	—	1	

续表

标题及内容		理论知识课时	操作技能课时	总课时	培训建议
第6单元	心理照护与人际沟通	3	1	4	重点：与病人的语言、非语言沟通技巧，与医护人员的沟通技巧 难点：一般病人、特殊病人常见的心理特征
	模块一　病人常见心理特征	1	—	1	
	模块二　与病人沟通	1	1	2	
	模块三　与医护人员沟通	1	—	1	